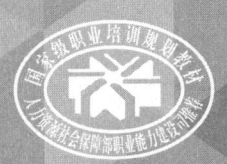

专项职业能力考核培训教材

社区保洁

重庆市职业技能鉴定指导中心　组织编写

中国劳动社会保障出版社

图书在版编目（CIP）数据

社区保洁 / 重庆市职业技能鉴定指导中心组织编写． -- 北京：中国劳动社会保障出版社，2024

专项职业能力考核培训教材

ISBN 978-7-5167-6300-1

Ⅰ.①社… Ⅱ.①重… Ⅲ.①社区-清洁卫生-职业培训-教材 Ⅳ.①R126

中国国家版本馆 CIP 数据核字（2024）第 050149 号

中国劳动社会保障出版社出版发行

（北京市惠新东街 1 号 邮政编码：100029）

*

北京市白帆印务有限公司印刷装订 新华书店经销

787 毫米 ×1092 毫米 16 开本 6 印张 106 千字
2024 年 3 月第 1 版 2024 年 3 月第 1 次印刷

定价：17.00 元

营销中心电话：400-606-6496
出版社网址：http://www.class.com.cn

版权专有 侵权必究

如有印装差错，请与本社联系调换：（010）81211666
我社将与版权执法机关配合，大力打击盗印、销售和使用盗版图书活动，敬请广大读者协助举报，经查实将给予举报者奖励。
举报电话：（010）64954652

本书编委会

主　任　王华源

副主任　蔡　勇

委　员　胡萃鑫　邓仁康　黄　珏　刘　锐

本书编审人员

主　编　魏　欣

副主编　魏　青

编　者　李如怀　刘兴明　王文锋　张爱兵　刘　梅　江　峡
　　　　吴乾恒　祝　家　吴顺名　张青艳　李群池　刘　径
　　　　张　红

主　审　苟　劲　夏明盟

审　稿　胡春会　徐家英

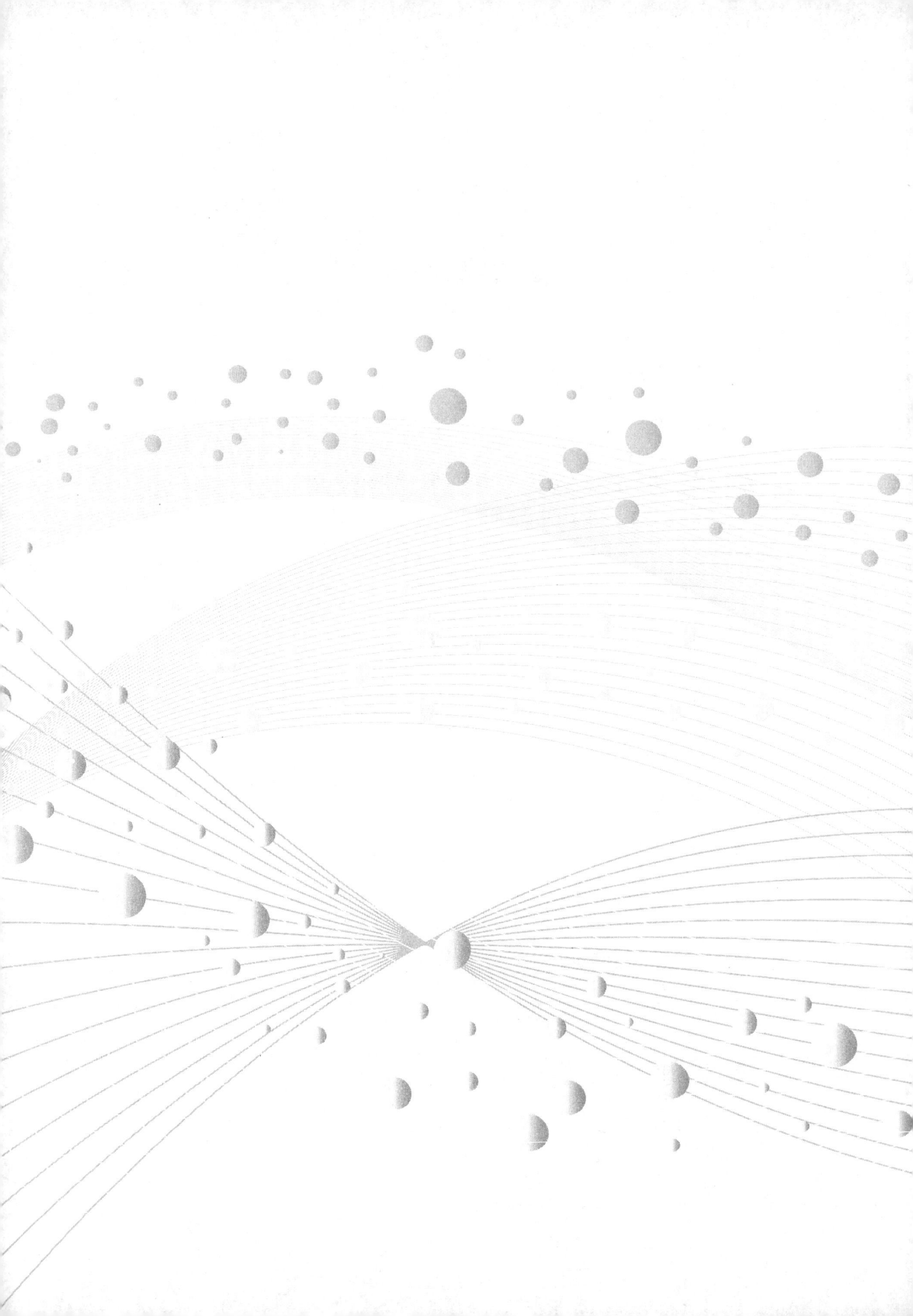

前　言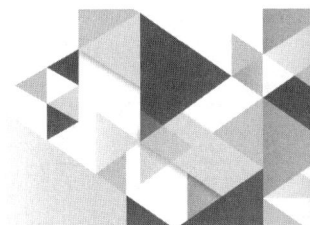

职业技能培训是全面提升劳动者就业创业能力、促进充分就业、提高就业质量的根本举措，是适应经济发展新常态、培育经济发展新动能、推进供给侧结构性改革的内在要求，对推动大众创业万众创新、推进制造强国建设、推动经济高质量发展具有重要意义。

为了加强职业技能培训，《国务院关于推行终身职业技能培训制度的意见》（国发〔2018〕11号）、《人力资源社会保障部　教育部　发展改革委　财政部关于印发"十四五"职业技能培训规划的通知》（人社部发〔2021〕102号）提出，要完善多元化评价方式，促进评价结果有机衔接，健全以职业资格评价、职业技能等级认定和专项职业能力考核等为主要内容的技能人才评价制度；要鼓励地方紧密结合乡村振兴、特色产业和非物质文化遗产传承项目等，组织开发专项职业能力考核项目。

专项职业能力是可就业的最小技能单元，劳动者经过培训掌握了专项职业能力后，意味着可以胜任相应岗位的工作。专项职业能力考核是对劳动者是否掌握专项职业能力所做出的客观评价，通过考核的人员可获得专项职业能力证书。

为配合专项职业能力考核工作，在人力资源社会保障部教材办公室指导下，重庆市职业技能鉴定指导中心组织有关方面的专家编写了专项职业能力考核培训教材。教材严格按照专项职业能力考核规范编写，内容充分反映了专项职业能力考核规范中的核心知识点

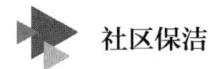

与技能点，较好地体现了科学性、适用性、先进性与前瞻性。相关行业和考核培训方面的专家参与了教材的编审工作，保证了教材内容与考核规范、题库的紧密衔接。

专项职业能力考核培训教材突出了适应职业技能培训的特色，不但有助于读者通过考核，而且有助于读者真正掌握相关知识与技能。

本教材在编写过程中得到了中国清洗保洁行业协会筹备委员会、重庆市清洁服务行业协会、重庆山城清洗技术服务有限公司、重庆分忧保洁服务有限公司、重庆新洁净清洗技术服务有限公司、重庆市新洁净职业培训学校、重庆蔚清环保工程有限公司、重庆市芳草地环境绿化工程有限公司、重庆市洁雅清洁股份有限公司、成都玉禾田环境管理服务有限公司、重庆恒耀清洁有限公司、上海剑翔文化传播有限公司等单位的大力支持与协助，在此表示衷心感谢。

教材编写是一项探索性工作，由于时间紧迫，不足之处在所难免，欢迎各使用单位及读者对教材提出宝贵意见和建议，以便教材修订时补充更正。

目 录

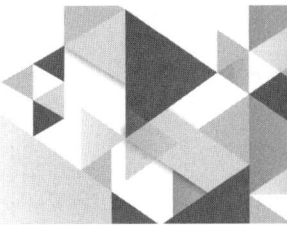

培训任务 1　社区保洁基础
　学习单元 1　社区保洁概述 …………………………………… 2
　学习单元 2　社区保洁常用设备工具 ………………………… 13

培训任务 2　社区保洁工作内容
　学习单元 1　社区公共环境保洁概述 ………………………… 24
　学习单元 2　道路清扫 ………………………………………… 30
　学习单元 3　公共设施物体表面清洁 ………………………… 35
　学习单元 4　公共卫生间保洁 ………………………………… 46
　学习单元 5　垃圾分类与处理 ………………………………… 55
　学习单元 6　预防感染清洁 …………………………………… 64

培训任务 3　社区保洁制度建设与劳动防护
　学习单元 1　社区保洁制度建设 ……………………………… 72
　学习单元 2　劳动防护 ………………………………………… 75

附录 1　社区保洁专项职业能力考核规范 …………………… 83
附录 2　社区保洁专项职业能力培训课程规范 ……………… 85

培训任务 1

社区保洁基础

学习单元 1

社区保洁概述

一、社区保洁的定义

随着我国城市化的迅速发展，全国各地在市、区或乡镇等开展了全覆盖式的社区保洁工作。社区保洁工作的开展改善了市容市貌、治理了"脏、乱、差"的社区公共综合环境，为提高市民生活幸福指数做出了杰出的贡献。通过在降低劳动强度、提高效率、提高品质等方面进行探索，社区保洁工作已经形成一套现代化、科学化的管理与实施方法。社区保洁既包含一般清洁卫生工作的内容，又有别于一般的清洁卫生工作，并与社会文明的发展共同进步。

保洁从字面上来讲包括两部分。第一部分是清洁，即打扫卫生，使区域的各种设施、设备一尘不染，光洁明亮；第二部分是保持，即维护保持清洁并使区域内的各种设施、设备处于正常运转的状态。

社区是具有某种互动关系和共同文化维系力的，在一定领域内相互关联的人群形成的共同体及其活动区域。一个社区应该有一定数量的人口、一定范围的地域、一定规模的设施、一定特征的文化、一定类型的组织，居民之间有某种程度的共同意识和利益，有着较密切的社会交往。

社区保洁是指由经过专门培训的专业社区保洁员，使用专业的清洁剂、清洁工具、清洁设备，按照科学的管理方法和严格的清洁保养程序、技术规范，对建筑物和公共环境进行有针对性的清扫、清洗、养护及美化，以求保持其洁净的一项专业化工作。

社区保洁是对社区公共部分不断循环清洁的过程，包括日常公共道路路面清扫、公共设施设备擦拭与清理、公共楼梯保洁、垃圾收集与清理、公共卫生间及四周清扫等。

社区保洁员是指使用保洁专业工具，从事街道、广场、室内外公共场所等地清扫及物体表面的污渍清除、垃圾清理等工作的人员。

二、社区保洁分类

社区保洁可以根据性质和对象进行分类。

1. 按保洁性质分类

按保洁性质，社区保洁可分为日常保洁、深度清洁、专项清洁（如真皮沙发保养、地板打蜡、玻璃清洁、石材护理等）、新居开荒、大扫除等。

2. 按保洁对象分类

按保洁对象，社区保洁可分为办公场所保洁、娱乐休闲场所（景区、公园、餐厅等）保洁、购物中心（商场、超市等）保洁、物业小区保洁、教育机构（学校、幼儿园等）保洁、医院保洁、工业厂房保洁，以及市政道路保洁等。

三、社区保洁的特点

社区保洁是一门技术，不是简单地拖地、擦桌子。社区保洁属于特殊保洁，其工作区域具有人流量大、面积较广、业态多样化、基础设施设备不尽相同等特征，这就对保洁工作提出了更高的要求。现代社区保洁主要有以下特点。

1. 专业化

保洁工作的专业化是指从事社区保洁工作的人员必须接受一定的专业训练，并掌握从事社区保洁工作所必须具备的专业化的技能。

现代社区保洁专业化也体现在保洁员使用专业的药剂、工具、设备上。

2. 职业化

职业化体现在保洁员职业形象塑造和遵守职业道德、文明礼貌的规范程度上。

保洁员的形象不仅影响所服务区域的形象，也体现了社区保洁服务的专业水平和职业水平。保洁员需要具备良好的职业道德和职业能力，展现良好的服务态度、高质量的服务水准和优良的工作业绩。

3. 技术化

社区保洁工作的技术化是指从事社区保洁工作的人员必须具备保洁工具和电气设备的操作技术知识，能熟练地使用、管理和维护各种电气设备。

4. 科学化

保洁工作的科学化是指从事社区保洁工作的人员必须具备一定的科学知识，能科学地管理和进行社区保洁。

5. 规范化

保洁工作的规范化是指从事社区保洁工作的人员要着统一、规范的服装，并将保洁服务做到规范化。

6. 精细化

从事社区保洁工作的人员要根据社区自身情况，因地制宜地开展社区保洁服务工作，提高社区环境品质和居民居住舒适度。

四、社区保洁的作用

1. 净化环境

社区保洁可为人们创造一个干净、整洁、舒适、安全的工作和生活环境。

2. 促进身心健康

清洁的社区环境中，细菌、病毒等传染源引起的传染性疾病相对减少，引发疾病的概率也相对减小，有益于促进人们的身心健康。

3. 有利于社区精神文明建设

清洁的社区环境让人身心愉悦，有助于人们提升内在素养，对社区精神文明建设有很重要的作用。

五、社区保洁工作对环境的影响

社区保洁工作对社区环境会产生一定影响。保洁员要对这些影响做到心中有数，在管理人员的定期监督下，使用适当的清洁材料和设备，既确保达到保洁标准，又力争将影响降至最低。社区保洁工作对环境的影响见表 1-1。

表 1-1　　　　　　　　　　社区保洁工作对环境的影响

序号	影响因素	影响范围	环境影响
1	清洁剂的使用	社会	污染环境
2	清洁剂包装物废弃	社区内	污染环境
3	未采购浓缩清洁剂	社会	不利于节能减排
4	保洁工具和材料报废	社区内	污染环境
5	清洁设备噪声排放	周围空间	影响相关方
6	水的过度消耗	社区内	浪费资源
7	污水排放	水体	污染水体
8	电的过度消耗	社区内	浪费资源、增大能耗
9	垃圾运输遗撒或侧翻	社区内	污染环境
10	运输车辆噪声排放	周围空间	影响相关方
11	车辆尾气排放	大气	污染空气
12	清扫扬尘	大气	污染空气

六、社区保洁的发展概况

1. 世界社区保洁发展概况

保洁是基于人们对环境或物体的卫生需求而产生的。卫生是人类生活的基本需求，所以，有人的地方就有保洁。随着社会文明的进步，卫生与否已不仅仅是个人的事情，而成为全社会的公共事务。1848 年 8 月 31 日，英国通过了《公共卫生法案》，这被认为是世界上第一部现代公共卫生法案，它规定了城市的清洁、传染性疾病防治等都是地方首长的责任。

工业化发展带来的高死亡率和传染病流行催生了现代公共卫生事业和卫生改良运动。19 世纪末，卫生改良运动已经传遍欧洲并初见成效。此后在有识之士的推动下，政府主导的公共卫生事业从欧洲扩散到全球。1948 年 4 月 7 日，世界卫生组织（World Health Organization，WHO）宣告成立，其总部设在瑞士日内瓦。每年的 4 月 7 日被定为"世界卫生日"。

"卫生"概念的不断深化，以及现代公共卫生事业和经济社会的不断发展，催生

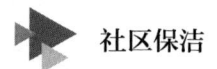

了一种专门以清洁为目的的服务行业——清洁服务业（即清洗保洁行业，简称清洁行业）。清洁服务业起源于20世纪30年代的纽约。

随着物质、精神生活水平的不断提高和经济的不断发展，清洁服务的业务范围已经不再局限于为客户清理垃圾之类的简单劳动，而是为客户创造一个安全、健康、舒适的生活、工作环境。清洁服务机构的作业方式正经历着"人工—初级机械化—机械化—智能化"的转变，越来越多的新技术被应用于清洁服务行业中，清洁服务标准也在不断提高。

在发达国家，清洁产业已成为人们物质文化生活的组成部分，已发展成为成熟产业。在日本，环境清洁已经演变为经济竞争力、文化竞争力的一个组成部分，是人们观念、精神的物化表现结果，是清洁文化的现实体现。

2. 国内社区保洁发展概况

中华人民共和国成立初期开展了全国爱国卫生运动，目标是讲究卫生，预防、减少以至消灭疾病，从而提高国民健康水平。1981年2月，多部门号召全国人民开展"五讲四美"文明礼貌活动，其中"五讲"之一就是"讲卫生"，"四美"之一便是"环境美"。1989年，国务院发布《关于加强爱国卫生工作的决定》，要求各级政府把爱国卫生工作纳入社会发展规划，有力地促进了城市卫生事业的发展。1992年，国务院颁布了《城市市容和环境卫生管理条例》。

我国保洁服务产业起步较晚，它是随着我国社会主义市场经济体制的确立、经济和社会的快速发展、人民生活水平的不断提高而产生的一个朝阳产业。国内保洁服务主要包括对道路、街区、商业、办公、住宅等场景的清洁和维护，大致可分为公共空间保洁、物业保洁及其他保洁。伴随商业地产的迅速崛起，保洁外包业务市场迎来巨大发展，大型化项目成为保洁服务发展的主体，各大城市产生了具有相当规模的保洁服务商。保洁市场规模持续扩大，发展潜力巨大，同时，保洁服务产品开发加快，带动产业快速升级。21世纪初，保洁服务更是向专业化方向发展，涌现出更多细分领域的清洁服务。目前该产业在发展过程中还存在着一些具体问题，如社会认知度不足、技术含量低、从业人员文化层次偏低、人力资源匮乏、管理规范缺失、市场竞争无序、缺乏专门的管理机构进行指导和引领、缺乏核心竞争力等。

随着改革开放和经济发展，我国对现代公共卫生事务的重视和需求日益增强。党的十八大明确提出，"开展爱国卫生运动，促进人民身心健康"。2014年《国务院关于进一步加强新时期爱国卫生工作的意见》强调："把爱国卫生工作深入持久地开展下去，进一步提高群众的健康意识和健康水平。"2020年国务院扶贫办、财政部联合发布通知，结合疫情防控需要，新增保洁环卫、防疫消杀等临时岗位。2022年5月1日起,《城市道路清扫保洁与质量评价标准》实施,该标准主要包括总则、术语、道路清扫等级、道路清扫保洁作业、道路清扫保洁质量要求与评价5项内容,适用于城市道路清扫保洁作业和质量评价。

3. 我国保洁行业展望

(1)在我国,保洁行业的价值正在被逐步认可,人们对行业的认知水平在提高。我国已经进入后工业化时代,对于各种产品的精细化要求越来越高,因此对于原材料、生产环境、运输过程、销售环节等方面的清洁要求也越来越高。近年来的突发公共卫生事件让全社会认识到清洁卫生对于人类健康、经济活动的极端重要性,认识到环境清洁不是小事,而是直接关系到人民健康的重大问题。

(2)清洁市场迅猛发展,市场竞争日趋激烈。随着国内社会经济的高速发展,服务业必将成为中国经济的重要增长点。随着城市化发展,各种大型建筑、住宅小区、商业综合体、主题公园等将会在更多的城市涌现;随着消费水平提高和生活品质提升,百姓对于健康更加关注,对于清洁的需求也愈加旺盛,清洁工作中对各种药剂、工具、设备的需求也将快速增加,从而带动整个产业的全面快速发展。

(3)新技术的应用愈加频繁和成熟。随着科技的发展和进步,清洁行业从纯人工作业发展为自动化、智能化作业,降低了一线工作人员的劳动强度和劳动风险,同时对从业人员的知识、技能和企业的管理能力、管理水平也提出了新的要求。

(4)行业交流兴旺,行业外延日益扩大。交通条件的不断改善和信息技术的不断发展使行业的城市间交流、省际交流、国际交流越发频繁,也势必促进全产业链交流甚至跨行业交流,最终促使围绕着清洗保洁这一核心事务而展开的产品设计、设备研发、人力资源管理、培训教育、社团组织、业务中介等领域的相关细分业务得到长足发展。

七、社区保洁从业人员的职业素养

1. 职业道德

职业道德是从业人员在职业活动中应该遵循的行为准则,涵盖了职工与服务对象、职工与职业、职业与职业之间的关系,是人们在职业活动中应该遵守的行为规范的总和。

职业道德包含以下几个方面。

(1)优良的思想品质。思想品质是指个人的思想认识水平,是世界观、人生观、价值观、道德观、法律观等的综合。保洁员是社会主义精神文明建设不可缺少的一分子。保洁员的工作保证了城市功能的正常运转，保障了人民健康。保洁员应该认识到自己工作的意义和重要性，在通过工作获得相对稳定生活的同时，也应该通过职业劳动履行自己的社会责任，为社会创造物质财富和精神财富，为社会的发展贡献自己的力量。

（2）得体的言行举止。得体的言行举止即谈吐优雅、举止大方。保洁员在公共场所工作，一言一行都会受到人们的关注，所以要随时确保言行举止得体。

面对客户时，保洁员要做到不卑不亢，交谈时要面带微笑，态度友善，精神集中，表现出热情、亲切，说话时语速不宜过快，音量不能太大或太小。得体的言行还表现在生活中的每一件小事，如收好一个放错位置的图钉，放好一把没立好的扫帚，通过一扇带弹簧的门（通过后放手门会自动关闭）时，等后面的人通过后再放手等。

（3）优良的服务态度。服务态度就是服务的意识和动力。服务意识是指在平时工作中应观察客户的状态，在了解客户的信息后，能迅速地意识到客户的需求。服务动力是热爱自己的工作，以满足客户需求、完成自己工作作为自己努力工作的动力，从中获得成就感。要做到这些的前提是必须时刻端正服务思想，树立劳动光荣的价值观念。

2. 岗位职责

（1）遵守法律法规和有关规定。保洁员必须遵守国家法律、相关法规和公司内部规章制度，在工作中按照相关保洁标准和客户要求开展工作。

（2）爱岗敬业，忠于职守，自觉履行各项职责。即热爱自己的工作岗位，尽职尽责按质量标准和规范要求完成自己职责范围内的工作。"干一行爱一行"是爱岗敬业的起码要求。"尽职尽责"就是指用最大的努力去克服困难完成任务。保洁员的工作是为客户提供保洁服务，因此必须掌握好各项保洁技能。

（3）工作认真负责，严于律己。"工作认真负责"是指把工作放在第一位，并对自己的工作有责任心。"严于律己"是指以高标准要求自己，向优秀的同事看齐。保洁员应全身心投入工作，认认真真地把每项工作做好，把分秒的时间抓牢。例如在上班前检查车辆时，清扫垃圾或清理公共卫生间时，记录和填写单据时，撰写工作报告时，都需要做到用心、细心。

（4）积极进取，团结协作，保证服务质量。保证服务质量是对自己工作成果的保证，也是对客户的负责。保洁行业工种多、人员多，作业范围遍及城市的各个角落，作业任务非常繁重，并且经常遇到突发事件。保洁员要不折不扣、保质保量地完成各项保洁任务，为客户提供优质的服务，就必须努力提高自己的专业水平，听从团队安排，在进行保洁工作时，必须保证保洁质量，做到一丝不苟。在个人操作中必须不时检查自己的工作，保证没有疏漏；在团队合作中应互相补位、加强配合，以提高工作效率，保证工作质量。

（5）热情友善，言行得体。讲究仪容仪表，注重文明礼貌，有助于建立和谐的人际关系，有助于调节职业活动，有助于顺利地开展作业活动，有助于提升保洁作业质量。

（6）重视安全、环保，坚持以人为本。重视安全、环保是以人为本的最基础的理念。保洁员长年在室外作业，特别是夏季，高温酷暑极易诱发心脑血管疾病。同时，保洁员因受作业时限要求，往往特别关注清扫进度，而易忽略来自各方的危险。除了工作环境的危险之外，保洁员自我保护意识薄弱也是造成人身伤害的原因之一。

3. 服务礼仪

（1）服务礼仪的概念。服务礼仪是指服务人员在各种服务过程中，用以向服务对象表达尊重的一种规范形式，是各服务行业人员必备的素质。在服务中要注重仪表、仪容、仪态，以及语言、操作的规范，主动、热忱提供周全的服务，从而表现出良好风度与素养。

（2）个人仪容仪表要求。保洁员良好的仪容仪表能从侧面体现服务水平、工作专业性、流程规范化、社区形象等。

1）保持微笑服务。在与人交流时应保持自然微笑，嘴角微翘，眼神含笑。微笑服务要求自然、真诚、亲切、甜美，充满爱心与善意。

2）注重着装礼仪。上岗应统一着工装，服装保持干净、整洁、平整，无异味、无线头、无褶皱、无污渍；衣扣要扣齐，衣袖不外翻，如衣袖过长的，可将衣袖内翻缝好，缝衣线要与衣服的颜色一致；工牌应戴在左前胸上衣口袋边上1 cm处，对齐右口袋边缘；裤边不得外翻，如有裤长的，可将裤边内翻缝好，缝衣线要与裤子的颜色一致，裤腿长短刚好盖到脚面；无论男、女应统一穿纯黑色软底鞋子并保持鞋子干净整洁，无污渍、灰尘；袜子选择黑色或肉色袜子，袜子不扎在裤腿外。

3）仪容仪表。勤洗头并保持干净整洁。女保洁员刘海不超过眉毛，侧发不超过耳朵，后发不超过衣领，白头发可染黑，但不染彩发，若留长发应梳理整齐，上岗戴统一发花固定，两鬓散乱的头发用黑色发卡或发梳固定；男保洁员后发不过领，不得留长发。保持面部干净，女保洁员不得戴耳环（若戴耳钉，应选择暗色），不得浓妆艳抹；男保洁员保持每天剃胡须，不得留胡子。双手应保持干净清洁，勤剪指甲，指甲内不得有黑泥污垢等，不染彩甲。应勤洗澡，保持身体无异味。在岗期间不得喷用香味浓厚、品质低劣的香水。早晚刷牙，以保持口腔清洁卫生、无异味；饭后漱口，不吃大蒜、洋葱、韭菜等食物，以免产生较重口气。上岗禁止喝酒。

保洁员应穿着工作服。工作服外不得显露个人物品，如纪念章、笔、围巾等。工作服衣袋不得装过多物品以免显得鼓胀。

保洁员站立时，应面带微笑，双目平视，嘴角微闭，下颌微收，身体立直，抬头、挺胸、收腹，双膝并拢，两腿绷直，脚尖分开呈"V"字形或呈"丁"字步。女保洁员右手在上、左手在下，双手相交放于小腹上，五指并拢相握微微弯曲，指尖不外露，双臂微向前使双臂呈心形，男保洁员五指并拢垂放于两边裤缝处。保洁员站姿如图 1-1 所示。

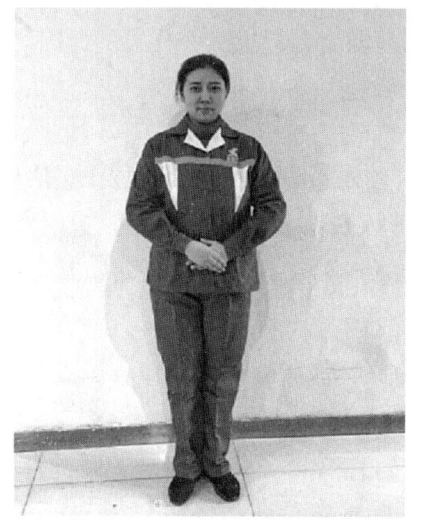
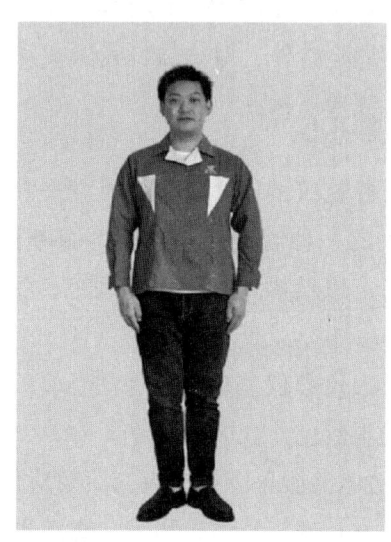

图 1-1　保洁员站姿

保洁员端坐时要求双腿并拢，身体挺直，坐正，两脚略向前伸，两手分别放在双膝上，目光平视前方或注视交谈对象。保洁员坐姿如图 1-2 所示。

保洁员下蹲时，应一脚在前一脚在后，慢慢地屈膝蹲下，双膝一高一低。保洁员蹲姿如图 1-3 所示。

保洁员行走时，要求两眼平视前方，面带微笑，挺胸收腹，双肩自然下垂，手握成半空拳，掌心向内，手臂前后摆动约 35°，步幅适度，步速平稳。

两人成排：两人并排行走时，应步伐一致，面带微笑，双眼平视前方，挺胸收腹，相距不少于 10 cm，靠边行走；多人成列：三人或更多人一同行走时，应排成一列，步伐一致，面带微笑，双眼平视前方，挺胸收腹，间距约 75 cm，靠边行走。保洁员走姿如图 1-4 所示。

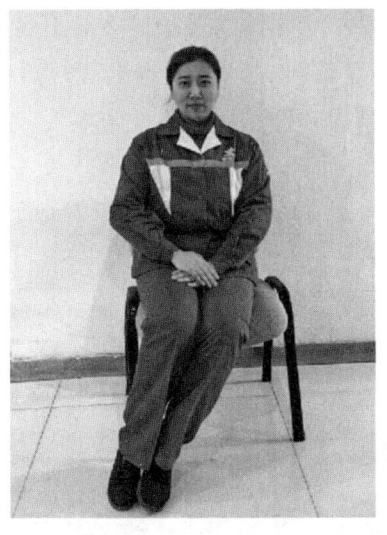 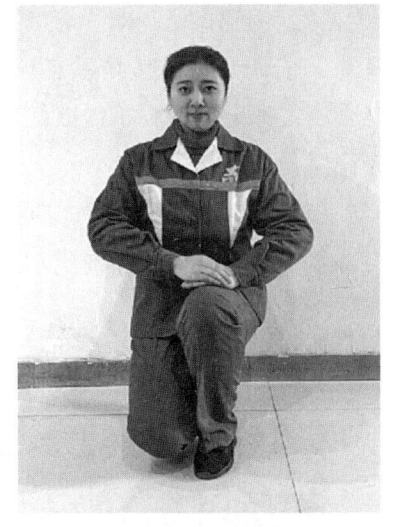

图 1-2　保洁员坐姿　　　　图 1-3　保洁员蹲姿

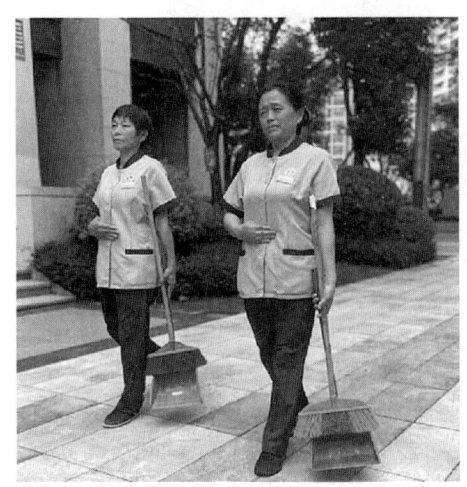 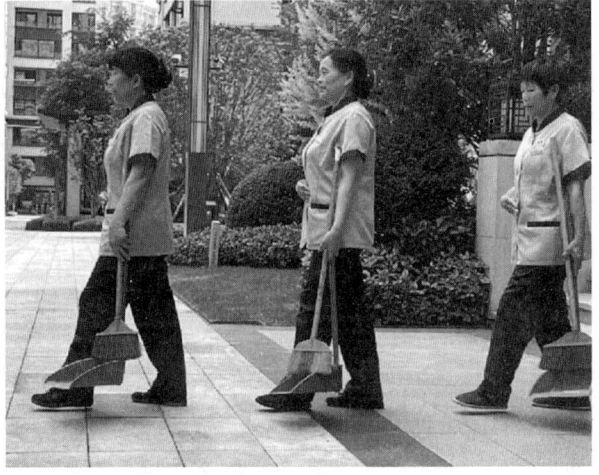

图 1-4　保洁员走姿

（3）礼貌用语要求

1）服务"七声"

①问候声。如"您好""早上好"等。

②征询声。如"请问有什么可以帮助您"等。

③感谢声。如"谢谢您的帮助""谢谢您的提醒"等。

④道歉声。如"对不起，打扰一下""对不起，请原谅"等。

⑤应答声。如"好的，马上就去""没关系，这是我应该做的"等。

⑥祝福声。如"新年快乐""工作愉快""身体健康"等。

⑦送别声。如"请慢走""再见""请走好"等。

2）服务"礼貌十字用语"。即"请""您好""谢谢""再见""对不起"。

说话应注意：语调亲切，热情诚恳；清楚流利，意思表达准确；语音语速适中；使用文明语言交流，不讲粗话；不得以任何借口顶撞、讽刺、挖苦他人。

（4）服务礼仪要求

1）问候与礼让。有路人经过时，应停下手中工作，靠边站立，收工具至身体左侧，面带微笑，主动问好，如图 1-5 所示。

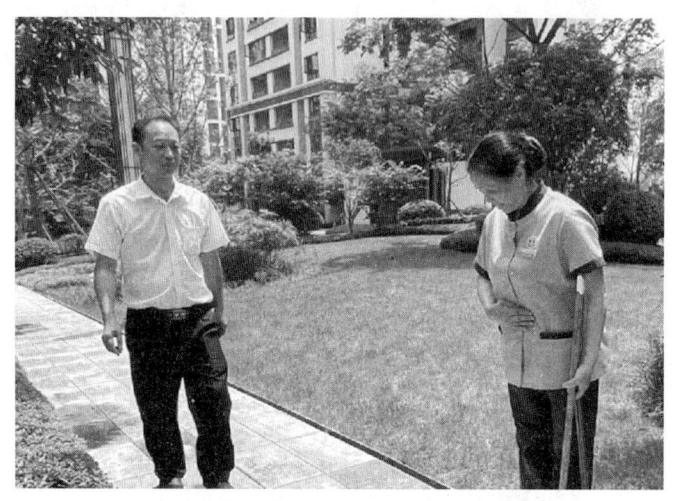

图 1-5　问候与礼让

2）指引。有人问路时，应靠路一侧站立，与对方保持 1 m 左右的距离，主动热情地提供帮助。指引时五指并拢，做出"请"的手势，掌心面向对方，手肘自然弯曲，手掌高度适中，眼睛看向手所指的方向，面带微笑提供指引服务，如图 1-6 所示。

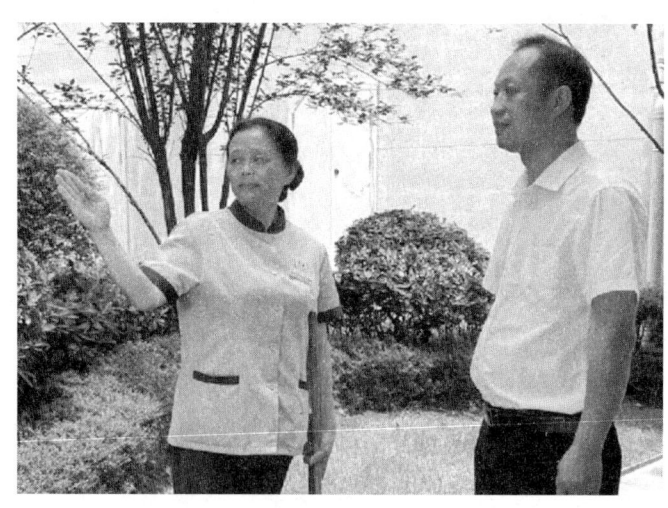

图 1-6　指引

学习单元 2

社区保洁常用设备工具

一、常用保洁设备的使用与维护

1. 洗地机

常用的洗地机有半自动洗地机、手推式洗地机和驾驶式洗地机,如图1-7、图1-8和图1-9所示。

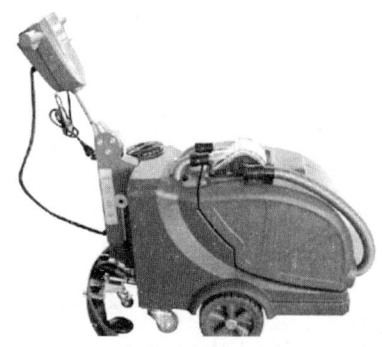 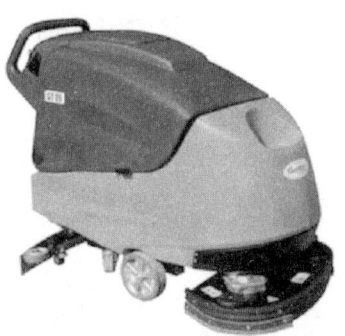 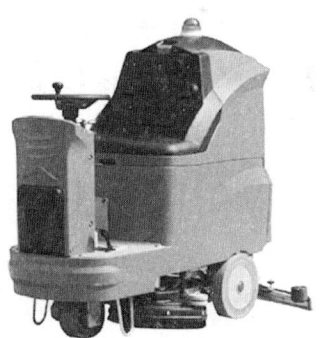

图1-7　半自动洗地机　　　　图1-8　手推式洗地机　　　　图1-9　驾驶式洗地机

(1)洗地机的使用和维护方法

1)打开电源开关,绿灯亮起,刷盘开始旋转。向上提起清水开关拉杆至适当流量,放下吸水扒,推动扶手柄上的电磁开关,开始洗地工作。

2）在工作中洗地机推进速度不宜过快，应时刻观察刷盘下水，如水量过量，可适当调节；地面较脏时下水量可相对调大，推进速度也可放缓。洗地时必须直线行进，可以地面砖缝为参照物。

3）洗地完成时，停下洗地机，先关掉下水、刷盘，再关掉吸水泵，提起吸水扒，用毛巾擦掉地面水印，即可推动洗地机去水房。

4）维护时，应放掉污水仓里的污水，拆下刷盘、吸水扒，用清水彻底清洗污水仓。洗净污水仓底的泥沙和杂物后，再洗漏斗和滤网。放掉清水仓内的剩余清水，以免产生沉淀物堵塞出水口。吸水扒每日用水冲洗，冲洗时必须拆下刮条，用板刷将刮条内外两条胶条洗干净，晾干后重新装上待用。刷盘上的清洁垫应每天拆开冲洗干净，用板刷清除上面的污渍。洗净清洁垫可以避免二次污染地面。清洁机身外壳时，可用少量清洁剂刷洗干净，用半湿毛巾擦拭。将机器放置在通风干燥处，敞开污水仓上面盖子，把漏斗、滤网晾在外面，以减少异味。

（2）洗地机使用和维护的注意事项

1）半自动洗地机在使用时要注意工作电压，要检查电源线有无磨损，如有磨损需要用绝缘胶条粘好，配备的线圈不宜过长，操作时需要全部扯出。

2）在洗地机水箱中放入合适的清洁剂，尽可能选用偏中性或弱碱性低泡清洁剂，如泡沫过多则需要加消泡剂。

3）配合适当的刷盘，以防磨损地面。例如，在清洁一般的粗糙地面时可用尼龙刷，清洁平滑的地面可用针座配合红色百洁垫，若不是用于起蜡，则不可用黑色百洁垫（用于强力去污和去除顽固污渍），否则既损地面，也伤机械。

4）检查吸水扒，根据地面的平滑程度调节吸水扒压力，设定最佳工作状态。

5）注意定期对设备进行维护保养，检查机身各处的活动部位（调节钮、提拉杆）及各种螺钉，并抹上机油。

2. 扫地机

扫地机在生活中的应用越来越广泛，许多企业或大型场所使用扫地机进行清洁。扫地机如图1-10所示。

扫地机的保养是极其重要的，具体注意事项如下。

（1）检查扫地机各滚刷密封的完整性和磨损程度，磨损严重的要更换滚刷和密封。在更换时要检查连接部件的张力，并使用相应的工具进行张紧。

（2）打开扫地机的外罩，清除里面的灰尘。可以用吹风机、工业吸尘器等工具来辅助清除。对于油污严重的零件，还必须用专用清洗剂进行清洗。

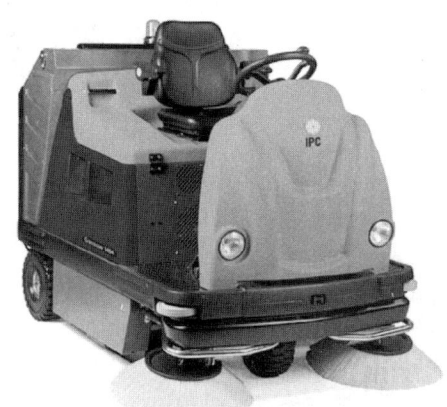

图 1-10　扫地机

（3）维护和清洗扫地机集尘箱和过滤器时，应重点清洗污染严重的部位。过滤器应根据损坏程度进行调整和更换。

（4）使用专用润滑油润滑扫地机的轴承和制动系统。对于燃油扫地机来说，需要更换机油，确保所有轴承点润滑不生锈。

（5）检查扫地机各线路的磨损情况，根据磨损的严重程度进行修理和更换，确保线路无短路。

（6）电动扫地机的控制器和电动机要进行重点维修保养，若发现运行异常和噪声过大，要找专业技术人员进行维修保养。

（7）保养扫地机的主要电源，检查电池使用一年后是否处于正常失电和放电状态。对掉电严重的电池要及时修复，及时放电。

（8）检查座椅安全接触开关的运行状态，检查传动带的松紧、磨损情况和运行状态。检查各侧刷的磨损情况，进行适当的调整和更换。

3. 高压冲洗机

冷水高压冲洗机是利用高压泵，将干净的清水加压直接冲洗物体以进行清洁的机器，其构造较为简单轻便，在气候不太寒冷的地方使用非常广泛。高压冲洗机的压力一般都在 10 MPa 以上，用水量每分钟 8～15 kg，采用交流感应电动机作为动力，因此对工作电压要求较严格，如需要使用拖线，在单相 220 V 情况下，20 m 内应用 2.5 mm^2 规格的拖线，超过 20 m 则要用 4 mm^2 规格的拖线。高压冲洗机如图 1-11 所示。

高压冲洗机使用保养的注意事项如下。

（1）检查润滑油。高压泵属于高速高压运转机械，必须充分润滑，如润滑油不足，可加入当地使用的汽油式汽车内燃机润滑油。注意工作第一个 500 h 后，全部换油一次，以后每年换油一次。

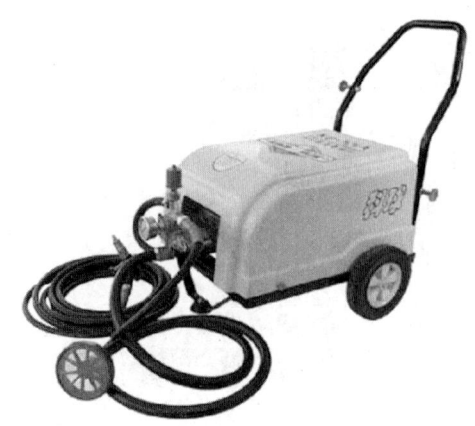

图 1-11　高压冲洗机

（2）水源要干净。使用大水桶装水进行高压清洗时，水源要干净，水中不能有沙粒及污物。

（3）保证电气设备设施干燥。操作时应注意，喷出的水不可触及任何电器，包括高压冲洗机本身和电源插头附近的电气设施。

（4）不能使用损坏的电源线。在高压清洗机工作时，地面有较多的积水，电源线如有损伤，会发生漏电导致人员伤害事故。

（5）不要割伤高压喉。高压冲洗机操作的范围比较大，如果高压喉被硬物卡住，不要用力猛拉，以免割伤高压喉。

（6）注意清洁剂的使用。一般冷水高压冲洗机都放有清洁剂吸入装置，在冲洗污渍时吸入清洁剂冲洗。应注意所用清洁剂不能呈强酸性或强碱性，也不可以使用有机溶剂（如汽油、柴油、煤油）。在工作完成之后，应将剩余清洁剂取出，加入清水，再运行 1～2 min，确保将残留在冲洗机内的清洁剂冲洗干净，否则可能使冲洗机内的金属零件受腐蚀而损坏。

（7）切断电源。一般的冷水高压冲洗机都设有旁路减压装置，如果在工作中暂时停止，旁路减压装置就会自动打开，水泵在低压状态下继续运行。由于水在泵内循环而没有输出，水温会不断升高，所以暂停 3 min 以上就应切断电源，否则水温太高时机内的封圈会软化受损。

（8）工作完成后的保养。工作完成之后应拆下高压喉，以免在运输途中高压喉受损，而拆高压喉时应先切断电源并排放仍保留在喷枪内的高压水。将机身、高压喉、喷枪等擦净并整理好。高压喉不能弯折，喷枪不能被重物挤压，不能存放在潮湿或高温的地方。另外要注意，无论是运输或存放，都不要使润滑油漏出。

二、常用清洁剂分类、功能与使用要求

1. 清洁剂的分类

清洁剂按其化学性质可分为酸性清洁剂、中性清洁剂、碱性清洁剂。一般都会在外包装上标注其 pH 值，pH 值等于 7 为中性清洁剂，pH 值小于 7 为酸性清洁剂，pH 值大于 7 为碱性清洁剂。

2. 清洁剂的功能

（1）使物品更容易清洁，使清洁工作更加省时、省力。

（2）消除或降低尘污的附着力。

（3）防止物品受潮、受热、受化学污染或摩擦而遭到损坏。

（4）美化物品的表面。

（5）延长物品的使用寿命。

3. 清洁剂的使用要求

（1）辨别使用。使用清洁剂除污时，一是要辨别清洁剂的性质，二是要辨别污渍的成因，针对不同的污渍选用合适的清洁剂，例如，清洁油污使用碱性清洁剂，清洁尿垢使用酸性清洁剂，清洁玻璃使用中性清洁剂等。

（2）多弱少强。多用弱清洁剂，少用强清洁剂。多次使用弱清洁剂，强过使用一次强清洁剂。平时应多进行维护，在物品不太脏时，使用适量的清洁剂，不仅省时、节约清洁剂，而且有益于物品保养，延长使用寿命。切记不能到物品很"脏"时再用大量清洁剂去清洁，这样既花时间又费力，效果还不好，对物品损伤也很大。

（3）稀释分装。对任何清洁剂都应先按比例正确稀释，然后分装在专用桶内再发放使用。不允许不按比例配制、混兑。不允许将原装整件清洁剂拿到现场直接使用。

（4）擦拭干净。溢出来的清洁剂应立即抹掉，桶身、瓶身外部应擦拭干净，避免清洁剂流到其他地方腐蚀、污染物体表面和发生人身安全事故。

（5）标识清楚。装有清洁剂的容器要清楚地标明清洁剂的名称。标识应准确、醒目。绝不能按颜色、气味去辨别清洁剂种类，以防混用、误用。

（6）通风使用，忌近明火。应在通风良好的地方使用清洁剂，以免影响人体健康。切忌在靠近明火之处使用清洁剂，也不要在大功率照明灯或取暖器旁使用清洁剂。

（7）做好防护。为确保操作安全，保洁人员应配备相应的防护用具，如橡胶手套、口罩等。

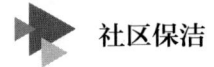

三、常用保洁工具的用途

保洁工具种类繁多，常规工具分为清洁工具和收纳工具两类。清洁工具有扫帚、簸箕、拖把、挤水器、清洗桶、玻璃清洁器等。收纳工具是用于收集垃圾、废弃物的容器，主要有垃圾桶、垃圾袋、废物箱等。另外还有工作时穿戴的外套、口罩、橡胶手套、防滑鞋、防尘帽、套袖等。

常用保洁工具见表1-2。

表1-2　　　　　　　　　　常用保洁工具

序号	工具及说明	图示
1	扫帚和簸箕：扫帚用于清扫地面上较大碎片和杂物，常见的有竹扫帚和塑料丝大扫帚；簸箕用于撮起集中的垃圾，然后倒入垃圾容器内	

续表

序号	工具及说明	图示
2	拖把：用布条或棉纱安装在手柄上制成，用于清洁室内地面	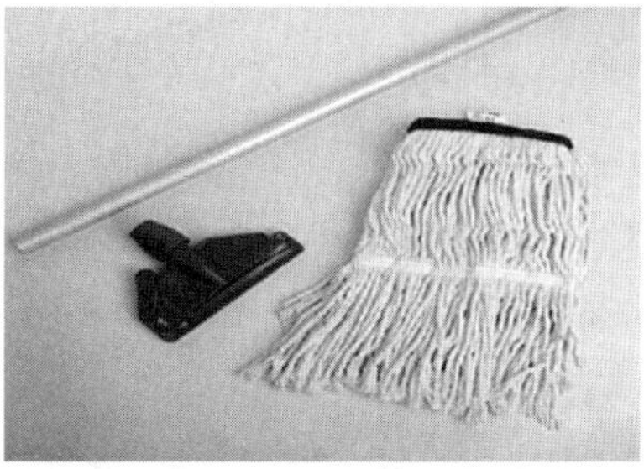
3	挤水器：与拖把配套使用，用于清洁室内地面	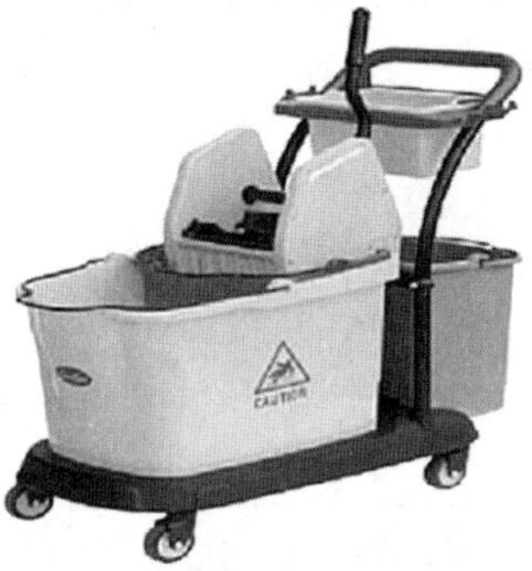
4	玻璃清洁器：用来清洁各种门窗玻璃及镜面	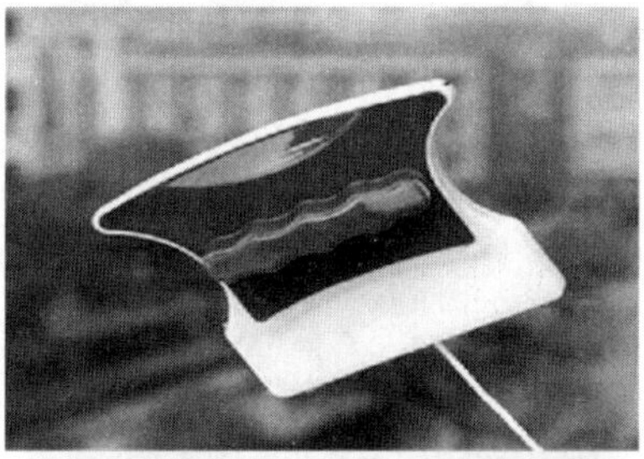
5	刀片：用于清除硬质表面的多余物料，使用时需倾斜45°	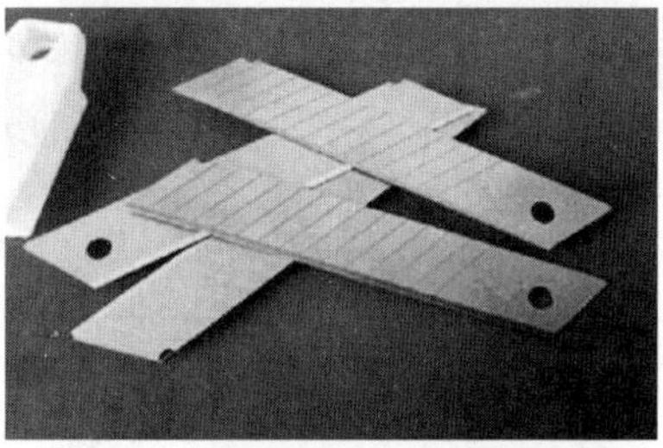
6	工作车：用于摆放各种清洁用具	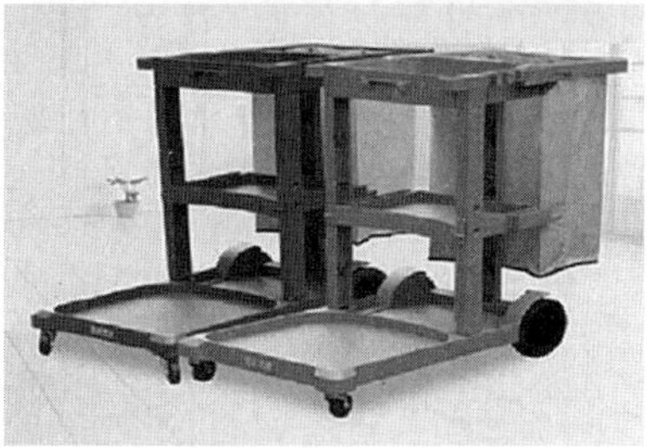

续表

序号	工具及说明	图示
7	静电拖：用于清除蜡面的污渍	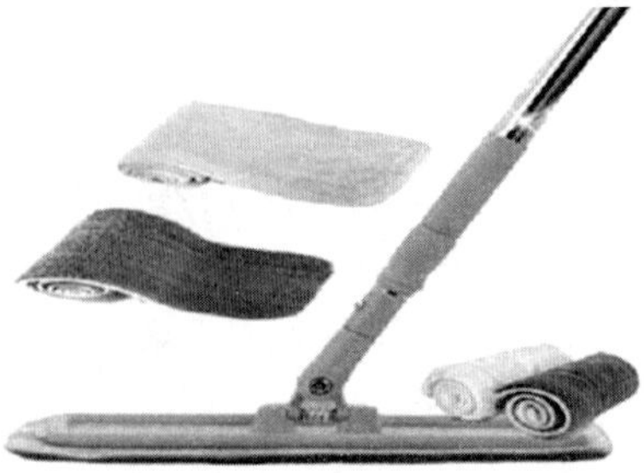
8	百洁布：用于清除一般污渍	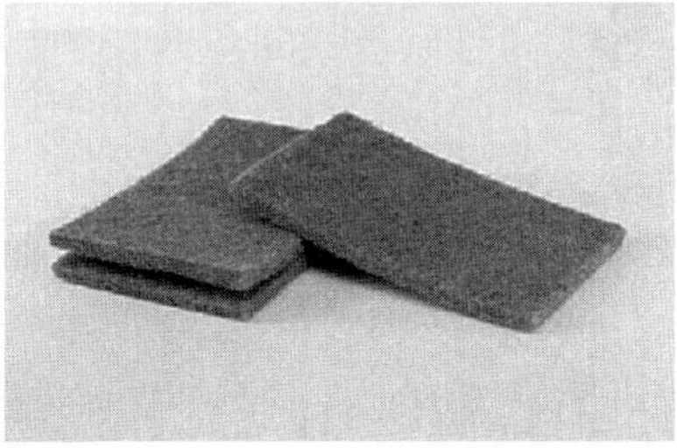
9	橡胶手套：清洁工作时使用，防止腐蚀皮肤	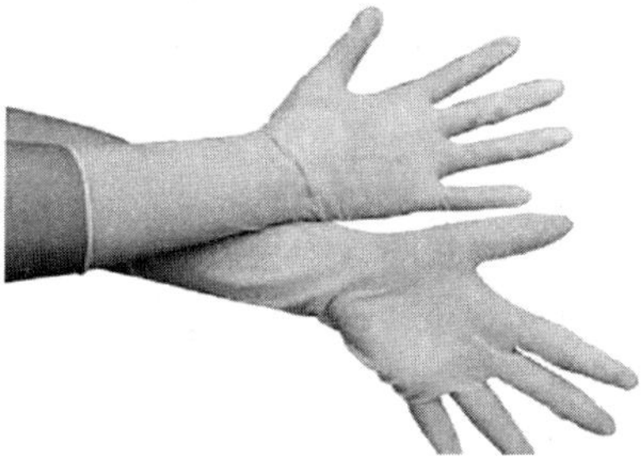
10	铲刀：用于清除多余的水泥质及胶质	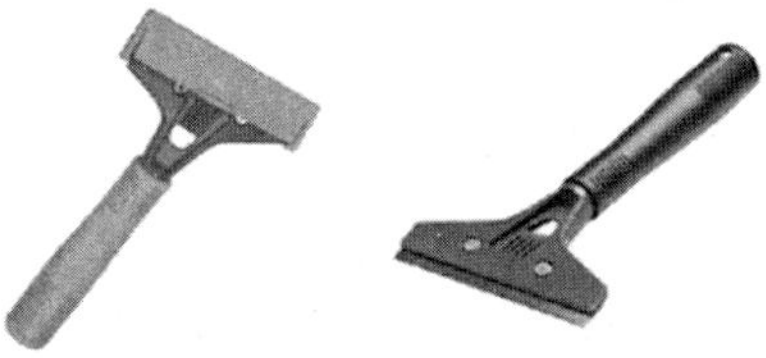
11	地牌：用于指示路人小心地滑，绕道而行	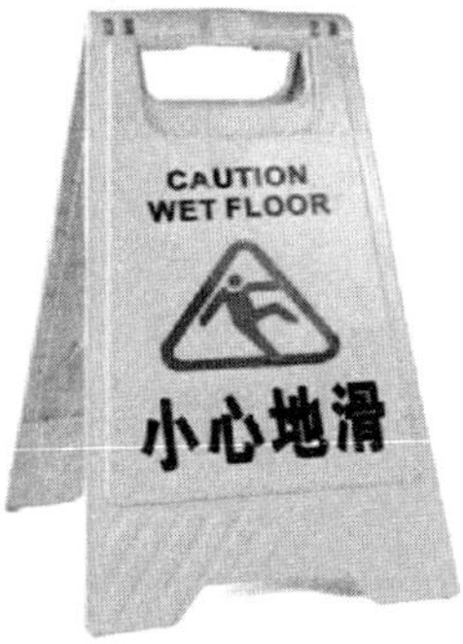

其他常用保洁工具还有用于喷清洁液的喷壶、用于推干地面多余水分的推水刮、用于清洁马桶的桶刷等。

保洁工具的使用原则是物尽其用，用后归位。

练习题

一、判断题（将判断结果填入括号中。正确的填"√"，错误的填"×"）

1. 1848年8月31日，美国通过了《公共卫生法案》，这被认为是世界上第一部现代公共卫生法案。（   ）

2. 清洁服务业（即清洗保洁行业，简称清洁行业）起源于20世纪30年代的纽约。（   ）

3. 服务过程中与他人沟通时应使用文明用语，语气温和，语速适宜，音量要提高，便于他人能听得更清楚。（   ）

4. 有人问路时，应靠路一侧站立，与对方保持1 m左右的距离，主动热情地提供帮助。（   ）

二、单项选择题（选择一个正确的答案，将相应的字母填入题内的括号中）

1. 1948年，世界卫生组织（WHO）宣告成立，总部设在（   ）。

　　A. 伦敦　　　　　　　　　　B. 纽约
　　C. 巴黎　　　　　　　　　　D. 日内瓦

2. 世界卫生组织将每年的（   ）定为"世界卫生日"。

　　A. 4月1日　　　　　　　　　B. 4月4日
　　C. 4月7日　　　　　　　　　D. 4月10日

3. 服务七声指的是（   ）、征询声、感谢声、道歉声、应答声、祝福声和送别声。

　　A. 嘱咐声　　　　　　　　　B. 欢迎声
　　C. 问候声　　　　　　　　　D. 道白声

4. 问路指引正确手势是（   ）。

　　A. 手掌五指张开　　　　　　B. 手掌面平开向前
　　C. 手臂上举过头　　　　　　D. 五指并拢，掌心面向对方

5. 保洁员下班后应（   ）离岗。

　　A. 两人成排、多人成列　　　B. 手挽手
　　C. 手搭肩上　　　　　　　　D. 手拉手

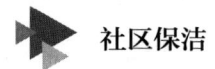 社区保洁

参考答案

一、判断题

1. ×   2. √   3. ×   4. √

二、单项选择题

1. D   2. C   3. C   4. D   5. A

培训任务 2

社区保洁工作内容

学习单元 1

社区公共环境保洁概述

一、环境保洁的原则

1. 环境保洁的总体原则

（1）以防为主，以扫为辅。在保洁管理工作中，"扫"很重要，但预防更重要。所谓预防，是指通过社区的自主管理，纠正业主、住户们的不良生活习惯，防止"脏、乱、差"现象的发生。

（2）执法严格，监督到位。社区保洁管理部门要将《中华人民共和国环境保护法》《城市生活垃圾管理办法》等环境卫生方面的法律法规落实到位，并进行全方位的监督，严格执行。

2. 环境保洁的作业原则

（1）从上到下。为了避免交叉污染，清洁时应从上到下。就室内整体而言，应先清洁天花板，然后四壁，最后地面；就局部而言，清扫楼梯、墙壁等均应从上到下进行。

（2）从里到外。就室内而言，清洁时从里到外，可避免保洁人员在工作过程中造成新的污染，亦可避免遗漏。就一层楼而言，应先清洁各个单独的房间（如办公室、会议室），然后再清洁公共区域如通道走廊，最后再清理楼栋外的公共区域。

（3）分层、按次序进行。若是对整幢建筑进行清洁，应尽可能分层、按次序进行，可避免人员和机具的反复往返和搬运，提高工作效率。

二、环境保洁的分类

1. 道路清洁

包括车行道、人行道、车行隧道、高架桥、立交路面、人行天桥、人行地下通道、路肩、路沿石、雨水口、路边排水沟渠（涵洞）等的清洁。

2. 室内公共区域清洁

包括办公楼公共区域、住宅楼公共区域、公共活动室、商场、影院、剧院、会议室、室内停车场等的清洁。

3. 室外公共场所清洁

包括公共立面、园林绿地、园林硬景、绿化带、绿道、树穴、公交站、公共文体娱乐设施、休憩场所、室外停车场、广场等的清洁。

4. 农贸市场清洁

包括市场的公共区域地面、排水沟渠、步梯、扶手、栏杆、市场摊位、公共卫生间、尾菜垃圾处理场等的清洁。

5. 公共卫生间清洁

包括防滑地面、残疾人便捷通道、立面墙砖、隔断、门及附件、天花板、蹲便器、坐便器、扶手、洗手台面及附件、镜面、烘干机、卫生纸架、垃圾桶、照明设备、通风口等的清洁。

6. 水域清洁

包括水域地面、水体灯及附件、出入水口、水体喷泉头及附件等的清洁。

7. 垃圾收集与运输

包括垃圾分类，垃圾桶、地面去油渍，垃圾清运等。

8. 应急作业

包括特殊天气应对，路面遗撒漏物、水域漂浮物和水生物处理，突发公共卫生安

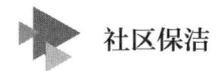

全事件处理等。

三、环境保洁的要求

1. 道路清洁

道路清洁作业方式包括清扫作业、保洁作业、洒水作业、冲洗作业等,各种作业的要求包括但不限于以下内容。

(1)清扫作业。每日对道路进行全面清扫作业,清扫频次和完成时间可根据实际需要和季节变换确定;宜按车道、雨水口、侧石、树池及周边、人行道路面的顺序实施人工清扫作业;车道宜按车辆行驶的反方向实施道路清扫作业,不得漏扫、甩扫,并采取抑尘措施;小型机扫车辆作业速度宜为 2~4 km/h,大中型机扫车辆作业速度宜为 6~10 km/h。

(2)保洁作业。每日对道路以及路边街巷的清扫保洁时间不少于 8 h;应根据实际情况巡回保洁,及时清除路面垃圾;实施车辆保洁作业时,应开启警示灯,禁止倒车作业;夜间作业时,还需开启示宽灯,降低或关闭车辆提示音。

(3)洒水作业。根据路面尘土量、天气情况和空气质量等确定洒水作业频次;气温高于 35 ℃时宜增加洒水作业频次,气温低于 4 ℃时暂停洒水作业;洒水车作业速度宜为 8~20 km/h;洒水及喷雾喷水设备水压应不大于 300 kPa。

(4)冲洗作业。根据日常卫生状况等确定冲洗频次,无下水口的道路可不实施冲洗;宜根据路面宽度调整洒水车和冲洗车的水流幅宽,必要时辅以人工洗刷;遇台风、大雪等天气及气温低于 4 ℃时,停止冲洗作业;道路冲洗作业用水水质应符合《城市污水再生利用 城市杂用水水质》(GB/T 18920—2020)的要求,优先采用再生水;冲洗车作业速度宜为 6~10 km/h;冲洗水压应不小于 300 kPa;冲洗重油污污染路面时宜添加清洁剂,多次冲洗。

2. 室内公共区域清洁

(1)每日对室内公共区域实施清扫作业,作业时间和频次可依各地时差和气候等实际情况确定。

(2)定期擦拭宣传栏、信报箱、消防栓、灯具、指示牌、天花板、墙面、玻璃门窗等设施,保持无蛛网、灰尘。

(3)每日清扫地面与楼梯,擦拭楼梯扶手,保持目视干净,无杂物、污渍。

(4)每日擦拭电梯轿厢门和内壁,清拖轿厢地面,保持清洁无杂物。

（5）每日擦拭办公家具表面，保持无污渍，无灰尘。

（6）商场、影院、剧院等公共营业场所，每日营业前完成清扫清洁，营业期间进行保洁。

（7）室内停车场可选用驾驶式多功能洗地机进行作业，作业时应打开警示灯，作业速度宜为 2~4 km/h。

（8）及时清理楼内公共区域的散落垃圾。

3. 室外公共场所清洁

（1）每日对室外公共文娱活动场所、公共交通运营场所、广场、景观步道等场所实施清扫，并及时清除场所内设施的浮尘、污迹。

（2）对室外绿化带、树穴、绿道等非硬化公共区域进行清扫保洁，及时清理袋装垃圾、枯枝落叶等杂物。

（3）及时清除公共立面污染物、浮尘和非法宣传品等，每周至少擦扫 1 次。

（4）实施市政公共立面清洗作业时，应避开车流及人流高峰，确保车辆和行人正常通行，并在距离作业点来车方向 100 m 处设置警示标志。

（5）实施物业公共外立面清洗作业时，应先通知业主关闭好门窗，在楼栋四周 10 m 处设置警示带和警示标志，确保行人通行安全；高空作业人员必须取得高空作业资格，严格按高空安全作业规程进行清洗，确保作业人员人身安全。

（6）实施广场地面清洗作业时，须配合地刷进行刷洗，积垢严重的须用高压水枪进行高压冲洗，并在清洗作业范围内设置警示标志，提醒路人注意安全。

4. 农贸市场清洁

（1）每日农贸市场开放前，完成 1 次全面清扫清洗，并对农贸市场开放全过程实施清扫保洁作业，定时实施消杀。

（2）每日市场开放前和开放后分别对市场摊位实施清扫清洗，必要时对肉、菜、水产等重污染摊位增加清扫清洗频次。

（3）定期检查排水系统，确保排水渠道畅通，排水口无污迹及淤塞。

（4）按照垃圾分类要求配置密闭式垃圾收集容器，保持垃圾收集容器周边清洁卫生。

5. 公共卫生间清洁

（1）每日对公共卫生间实施不少于 2 次的清扫，确保纸篓等卫生用品放置到位，定时清理。

（2）每日全时段保洁，保持厕位整洁，大便器两侧无粪便污物，槽内无积粪，小便槽（斗）无水锈、尿垢、垃圾、异味；适时抽吸公共卫生间化粪池，防止污物满溢。

（3）保持公共卫生间内地面清洁、无积水；内墙面、天花板、门窗、隔离板等无积灰、蛛网；外立面整洁，无杂物堆放；公共卫生间周边无垃圾、粪便、污水等污物。

（4）保持公共卫生间内照明灯具、洗手器具、妆容镜、挂衣钩、烘手器、冲水设备等用品无积灰、污物。

（5）定期喷洒灭虫灭鼠药物。

6. 水域清洁

（1）每日对社区内水域实施不少于1次打捞作业。

（2）确保作业船舶处于适航状态，定期对船舶、防汛墙、驳岸等设备设施实施冲洗。

（3）及时清除堤岸外立面杂物、水线附着物、吊挂废弃物、水生植物等。

（4）重点水域的清洁作业应符合《城市水域保洁作业及质量标准》（CJJ/T 174—2013）中的相关要求。

7. 垃圾收集与运输

（1）垃圾收集

1）设置生活垃圾收集站（点），集中摆放垃圾收集容器，每日至少清理1次垃圾收集容器，保证垃圾日产日清。

2）及时擦拭和清洗垃圾收集容器，保证垃圾收集站（点）周边地面整洁，无杂物堆放、垃圾积存和污水外流现象。

3）为实施垃圾分类社区的收集站（点）配备垃圾分类收集容器，鼓励配备智能垃圾分类收集容器，有毒有害垃圾密闭放置。

4）垃圾分类收集容器的标识、颜色等应符合《生活垃圾分类标志》（GB/T 19095—2019）的要求。

5）蚊蝇滋生季节，定时对垃圾收集站（点）喷洒灭蚊蝇药物。

6）定时收集水域沿岸码头及船舶产生的垃圾，集中有序堆放。

7）工业垃圾、建筑垃圾、废旧家具、家用电器以及居民住宅装修装饰垃圾，应与生活垃圾分类收运。

8）收集作业完成后清理现场，及时复位垃圾收集容器，做到车离地净，无残留垃圾。

（2）垃圾运输

1）垃圾运输尽量避开上下班高峰期。垃圾站离居民住宅区较近时，应合理安排装运时间，最好避开居民休息时段。

2）应保持垃圾运输车辆整洁、车牌号码完整、车身喷印单位名称清晰，出车前检查车况，保持性能良好。

3）实行分类收集的收集站（点）应实行垃圾分类运输。

4）根据需要，采用封闭式垃圾运输方式，避免途中垃圾散落；运输作业结束及时清洗车辆。

8．应急作业

（1）结合服务地区的天气情况，建立特殊天气应急管理预案，遇特殊天气时，应在确保作业人员安全的前提下启动应急处置程序。

（2）对路面出现的大面积无毒无害遗撒漏物及时进行清理，当作业区域出现列入《国家危险废物名录》的危险废弃物时，应按《中华人民共和国固体废物污染环境防治法》和《危险废物贮存污染控制标准》（GB 18597—2023）的要求实施清理处置与报备。

（3）当水域出现大面积突发性漂浮垃圾和水生植物时，应迅速启动应急处置程序，防止污染扩大。

（4）遇突发公共卫生安全事件，应提高卫生作业要求及频次，加强公共卫生安全防控。

学习单元 2

道路清扫

一、道路等级划分

1. 一级道路等级划分条件

（1）商业网点集中，道路旁商业店铺占道路长度不小于 70% 的繁华闹市地段。

（2）主要旅游点和进出机场、车站、港口的主干路及其所在地路段。

（3）大型文化娱乐、展览等主要公共场所所在路段。

（4）平均人流量为每分钟 100 人次以上和公共交通线路较多的路段。

（5）主要领导机关、外事机构所在地。

（6）本市确定的重点道路、景观道路、快速路。

2. 二级道路等级划分条件

（1）城市主、次干路及其附近路段。

（2）城市网点较集中，占道路长度 60%~70% 的路段。

（3）公共文化娱乐活动场所所在路段。

（4）平均人流量为每分钟 50~100 人次的路段。

（5）有固定公共交通线路的路段。

3. 三级道路等级划分条件

（1）商业网点较少的路段。
（2）居民区和单位相间的路段。
（3）城郊接合部的主要交通路段。
（4）人流量、车流量一般的路段。

4. 四级道路等级划分条件

（1）城郊接合部的支路。
（2）居住区街巷道路。
（3）人流量、车流量较少的路段。

5. 五级道路等级划分条件

居民小区内部道路、广场及公共楼道、楼梯。

二、常见道路清扫作业要求

常见道路清扫采用普扫+保洁的作业方式。一、二级道路实行普扫+全天保洁；三、四、五级道路及城中村道路实行普扫+巡回保洁；公共场所地面按一级道路标准实行；农贸市场地面按三级道路标准实行。

1. 一级道路作业要求

一级道路车行道宜采用机械化清扫，有条件的人行道宜采用小型机扫车进行清扫保洁作业。

（1）夏（秋）季于6时30分前，冬（春）季于7时前结束普扫。
（2）车行道、车行隧道、车行高架桥梁和大型桥梁采用机械化作业模式。
（3）普扫结束后转入全区域巡回保洁；保洁时段根据路面情况确定，不应早于22时收工；保洁内容以捡拾垃圾杂物、清理果皮箱、擦拭道路附属市政设施为主；暂不使用的作业工具应隐蔽摆放。
（4）车行道洒水频次夏（秋）季不少于每天3次，冬（春）季不少于每天2次；环境温度低于0℃时应停止冲洗洒水，环境温度高于35℃时应增加喷雾降尘降温作业频次。
（5）车行道冲洗频次不少于每天1次，根据路面情况采取适宜的冲洗方式。
（6）人行道冲洗频次不少于每周3次，根据路面情况采取适宜的冲洗方式。

（7）冲洗后应及时收水，确保路面无积水。

（8）遇突发污染时，应洗刷被污染区域，直至恢复原状。

（9）白天无法冲洗的区域应安排夜间作业。

（10）降雪地区除冰雪作业要求按国家相关标准执行。

2. 二级道路作业要求

二级道路车行道宜采用机械化清扫，有条件的人行道宜采用小型机扫车进行清扫保洁作业。

（1）夏（秋）季于6时30分前，冬（春）季于7时前结束普扫。

（2）车行道洗扫以机械化作业为主，人工保洁为辅。

（3）普扫结束后转入全区域巡回保洁；保洁时段根据路面情况确定，不应早于22时收工；保洁内容以捡拾垃圾杂物、清理果皮箱、擦拭道路附属市政设施为主；暂不使用的作业工具应隐蔽摆放。

（4）车行道洒水频次夏（秋）季不少于每天2次，冬（春）季不少于每天1次；环境温度低于0℃时应停止冲洗洒水，环境温度高于35℃时应增加洒水或喷雾降尘降温频次。

（5）车行道冲洗频次不少于每周3次，根据实际情况采取适宜的冲洗方式。

（6）人行道冲洗频次不少于每周2次，根据实际情况采取适宜的冲洗方式。

（7）冲洗后应及时收水，确保路面无积水。

（8）遇突发污染时，应洗刷被污染区域，直至恢复原状。

（9）白天难以冲洗的区域应安排夜间作业。

（10）降雪地区除冰雪作业要求按国家相关标准执行。

3. 三级道路作业要求

有条件的三级道路车行道宜采用机械化清扫，人行道采用人工方式进行清扫保洁作业。

（1）每天7时前结束普扫。

（2）普扫结束后转入全区域巡回保洁；保洁时段根据路面情况确定，不应早于22时收工；保洁内容以捡拾垃圾杂物、清理果皮箱、擦拭道路附属市政设施为主；暂不使用的作业工具应隐蔽摆放。

（3）车行道和人行道冲洗频次不少于每周2次。

（4）冲洗后应及时收水，确保路面无积水。

（5）遇突发污染时，应洗刷被污染区域，直至恢复原状。

（6）降雪地区除冰雪作业要求按国家相关标准执行。

4. 四级道路作业要求

四级道路宜采用人工方式进行清扫保洁作业。

（1）每天7时前结束普扫。

（2）普扫结束后转入巡回或定时保洁；保洁时段根据路面情况确定，不应早于21时收工；保洁内容以捡拾垃圾杂物、清理果皮箱等为主。

（3）车行道洒水频次不少于每周2次。

（4）人行道和车行道冲洗频次不少于每周1次。

（5）遇突发污染时，应洗刷被污染区域，直至恢复原状。

（6）降雪地区除冰雪作业要求按国家相关标准执行。

5. 五级道路作业要求

五级道路宜采用人工方式进行清扫保洁作业，部分有条件的路段可使用人行道机扫车进行作业。

（1）小区内部道路、广场的保洁。用长柄扫把将道路、广场上的烟头、纸屑、泥沙等垃圾扫成堆，然后用防风簸箕将垃圾运到垃圾箱里，对有污渍的地方要用清洁剂和板刷清洁。每日清扫1次，保洁时间不少于4 h，保洁人员往返1次不超过1.5 h，地面垃圾滞留时间不能超过1.5 h。应每月清洁1次道路附属灯具。

（2）公共楼道、楼梯的保洁

1）按照由上到下、由内到外的原则进行保洁，在工作的地方摆放"工作进行中"的标志。

2）用微湿的毛巾对墙壁、天花板、扶手、装饰品、烟灰缸等物品进行擦拭，用尘推或拖把对地面（石材）进行保洁。

3）对有污渍的地方要用清洁剂和百洁布进行清洁。

4）每日打扫1次各楼层通道和楼梯台阶，并拖洗干净；每日收集2次业主（使用人）垃圾；每日清理2次电梯口和通道摆放的烟灰缸内的垃圾和烟头，缸壁和四周不得有痰迹和烟灰；每周用干净的毛巾擦抹3次楼梯扶手；各层和通道的防火门、消防栓、玻璃箱内侧、灯具、墙面、地脚线、指示牌等公共设施每周循环清洁1次；墙面、天花板每周除尘1次；每周擦1次公用门窗玻璃。

5）降雪地区除冰雪作业要求按国家相关标准执行。

（3）注意事项

1）采用机械清扫作业方式时，遇狭窄街巷、人行道、未硬化道路等不易实施机械

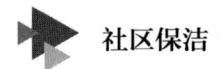 社区保洁

清扫的区域可采用人工清扫作业辅助。

2）应在清扫作业前实施冲洗作业,在清扫作业后实施洒水作业。

3）结冰期应停止用水作业。

4）清扫小区内部道路地面时应注意地面纸屑、果皮、烟头、杂物等。清扫草坪砖时,应注意把烟头等杂物从砖缝里扫出。清扫地面的同时应注意清理沙井、雨水井（槽）内杂物,确保各类雨（污）水井的畅通。

学习单元 3

公共设施物体表面清洁

一、物体表面的分类

公共设施物体按表面软硬程度可分为硬表面和软表面两种。

1. 硬表面物体

硬表面物体主要包括陶瓷类、石材类、不锈钢类、塑胶制品类、玻璃材质类，见表 2-1。

表 2-1　　　　　　　　　　　　硬表面物体

材质	示例	图片
陶瓷类	洁具	

续表

材质	示例	图片
石材类	洗手台面	
不锈钢类	果皮箱	
塑胶制品类	儿童游乐设施	
玻璃材质类	镜面	

2. 软表面物体

软表面物体主要包括涂料类、漆面类、布艺制品类、皮革制品类、木制品类，见表 2-2。

表 2-2　　　　　　　　　　　　　软表面物体

材质	示例	图片
涂料类	墙面	
漆面类	灯杆	
布艺制品类	布艺沙发、地毯	
皮革制品类	皮沙发	

续表

材质	示例	图片
木制品类	桌椅	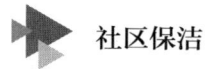

二、硬表面清洁方法

1. 陶瓷类

（1）日常清洁。陶瓷表面用毛巾或海绵蘸中性清洁剂清洁一遍后，再用清水清洁一遍以防清洁剂残留。不可使用硬性刷子刷洗，避免陶瓷表面形成细小刮痕，变得粗糙而容易沉积污垢。

（2）污垢清理

1）当陶瓷表面存在积垢，日常擦洗不能清除时，可把清洁剂倒入小喷壶中，然后将陶瓷需要清洁的地方喷洒一遍，让喷液与积垢进行充分化学反应，20~30 min 后，用软毛刷刷拭一遍。

2）若还不能完全清除积垢，可重复上述步骤，直至积垢全部清除。

3）用清水毛巾清除陶瓷表面上残留清洁剂，最后用干毛巾自上而下擦去水渍。

（3）注意事项

1）防止硬物撞击陶瓷器具，使陶瓷器具破损和漏水。

2）温度过低时，不可把温度过高的水倒入陶瓷器具中，以免陶瓷器具炸裂。

2. 石材类

（1）日常清洁

1）用湿毛巾擦拭石材。石材台面或地板上若有灰尘，可以用柔软的毛巾蘸上一点温水后擦拭掉。

2）用过氧化氢溶液清洁污渍。在有污渍的地方倒一点过氧化氢溶液，然后盖上塑料膜。24 h 后，掀开塑料膜，用湿布擦除过氧化氢溶液。如果还有污渍的话就重复一遍这个过程。若石材是深色的，就要谨慎使用这种方法，因为过氧化氢溶液可能会使石材颜色变浅。

3）擦干石材表面的水。如果石材表面有水，用湿毛巾擦除污渍后，还要用干的毛巾来擦干，因为水也会在石材表面留下痕迹。

4）用石材专用清洁剂来做深层清洁。如果石材台面或地板上已经积了一层灰或其他污渍，就可以在温水里倒适量专用清洁剂，然后用柔软的毛巾蘸取稀释后的专用清洁剂进行擦拭。

（2）注意事项

1）不要在石材上放任何尖锐的物品，防止划伤石材表面。

2）石材很容易沾上污渍，一旦表面有污渍时应立即清理。

3）清洁时应在现场竖立"正在清洁""小心地滑"等告示牌。

3. 不锈钢类

（1）日常清洁

1）用毛巾抹净不锈钢物品表面的灰尘、水珠。

2）若不锈钢物品表面沾有污迹，可用清洁剂涂抹于毛巾表面后将污迹擦抹干净或用刀片小心地将污迹铲除干净。

3）将少许不锈钢清洁保养剂涂于毛巾上，对不锈钢表面进行擦拭，待清洁面积较大时可用手动喷雾枪或喷壶将不锈钢清洁保养剂喷于不锈钢表面，然后用毛巾擦至光亮。

4）清理特殊污渍、锈迹时，先将金属除渍剂倒在微湿的毛巾上轻擦污渍，再用湿毛巾擦干净，然后用干布擦干，抹上不锈钢清洁保养剂。

5）不锈钢清洁保养剂不宜使用太多，防止沾污他人衣物。清洁时所用的毛巾要干净，防止沙粒划伤不锈钢表面。

6）不锈钢材质物品严禁使用酸性清洁剂进行清洁。

（2）注意事项。清洗过程中必须戴橡胶手套进行防护。

4. 塑胶制品类

（1）日常清洁

1）每日清洁 1 次，用湿毛巾擦拭掉表面灰尘、污渍。

2）当表面存在污渍，日常擦洗不能清除时，应用清洁剂擦拭并用清水冲洗干净。

3）擦拭后用干毛巾将塑胶制品擦干。

4）每月彻底刷洗消毒 1 次。

（2）注意事项

1）清洁儿童游乐区塑胶制品时，应避开儿童玩耍时段。

2）清洁后，地面应无积水。

5. 玻璃材质类

（1）日常清洁

1）按清洁剂使用说明对清洁剂进行稀释。

2）上水。用涂水器蘸稀释好的清洁剂清洗玻璃面。

3）刮水。用玻璃刮把玻璃上的水分刮干净，刮玻璃时需从上到下，自左至右，每刮一下，都须用干毛巾把玻璃刮上的水擦干。为了避免水迹遗留，在刮下一行时要压住上一行的 1/3。

4）清边。用毛巾杆夹住毛巾对玻璃边框位置遗留的水迹进行擦拭。

玻璃材质类日常保洁流程见表 2-3。

（2）注意事项

1）为了提高清洁效果，刮玻璃时玻璃刮不能由上刮到底，玻璃底部应采用横刮的方式，由左向右刮拭，如图 2-1 所示。

表 2-3　　　　　　　　　　　玻璃材质类日常保洁流程

步骤	图示
上水	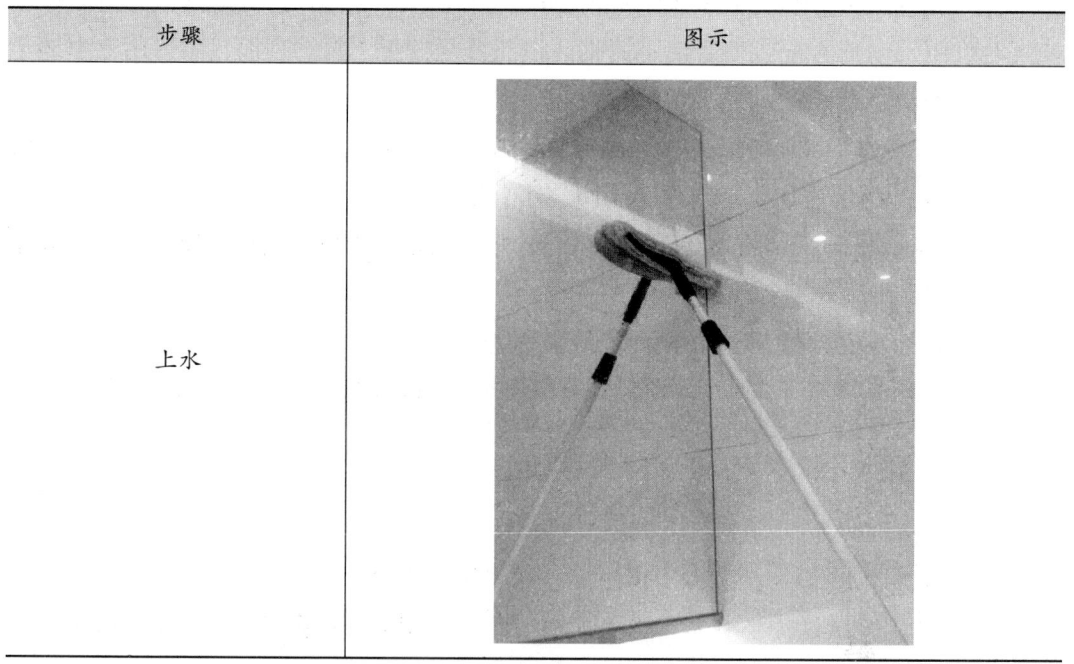

续表

步骤	图示
刮水	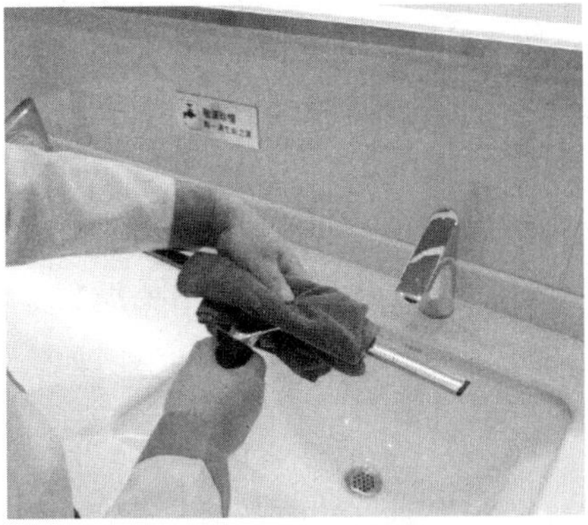
清边	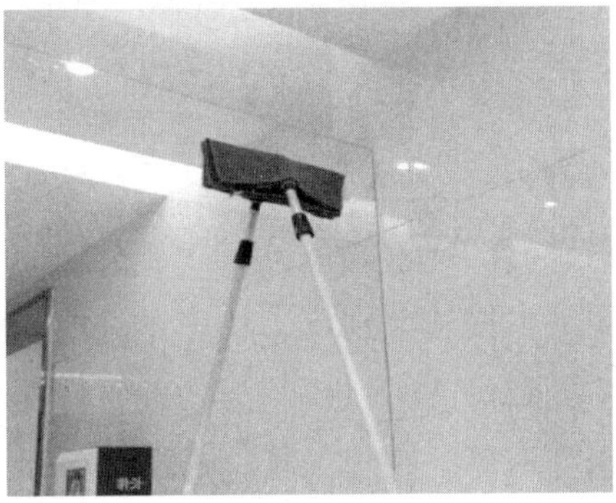

2）玻璃中间部位遗留的水迹不能从中间部位开始刮起（见图2-2），必须从头到尾刮拭。

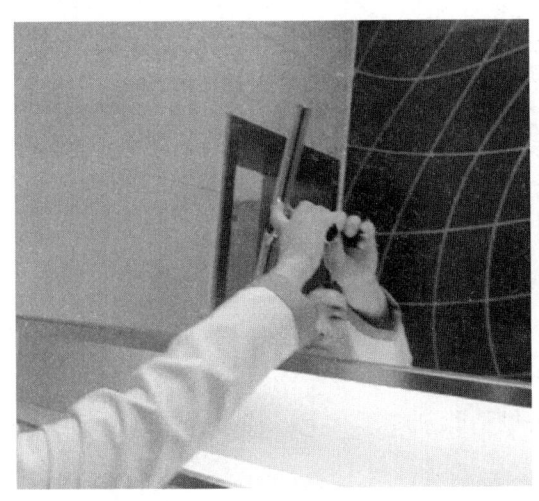

图2-1 横刮

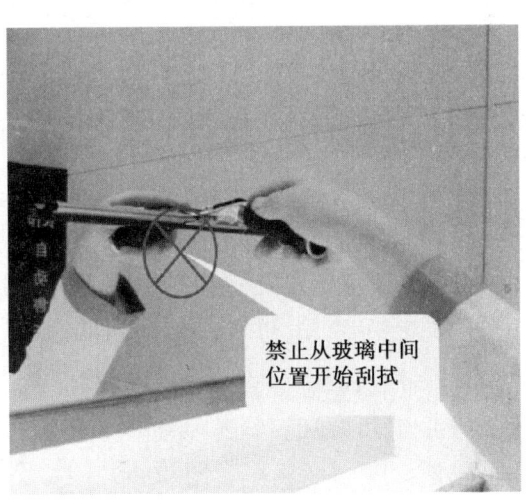

图2-2 错误刮拭方法

三、软表面清洁方法

1. 涂料类

（1）日常清洁。涂料墙面日常清洁主要是清理墙面灰尘、蜘蛛网等。

1）竖立"正在保洁"告示牌，进行相应隔离围闭。

2）用伸缩杆套扫把头或用天花扫对天花板、立柱、墙体转角处蜘蛛网进行清理，顺序是从里到外、由上而下，注意不要遗漏。

3）清扫时如发现有蜘蛛，需及时处理。

（2）污渍清除

1）当涂料墙面出现污渍难以清除时，可选择同色系涂料进行覆盖。

2）若是白色涂料，因覆盖性较差，需重复作业，直至污渍被完全覆盖。

（3）注意事项。涂料类的墙面不可采用水洗的方式进行清洁。

2. 漆面类

漆面类日常清洁要求如下。

（1）用湿毛巾按从上到下、从里到外的顺序擦拭漆面。

（2）当漆面有污渍时，视污渍的性质使用相应的清洁剂擦拭，直到干净为止。

（3）清洁完毕后，收集工具，对清洁效果进行自查，如无任何异常方可离开。

（4）若清洁过程中发生漆面破损，需上报处理。

3. 布艺制品类

常规布艺制品可采用吸尘或水洗清洁。地毯由纤维组成，看上去平整，实际上表面凹凸不平，与相同面积的硬质地面比较，纤维的表面积要多出上百倍。纤维内部空间大，灰尘和脏污容易积存在纤维内部，灰尘、脏污比一般硬质地面多。地毯的吸水性强，清洗后纤维中水分不易除去，晾干时间很长。以下以地毯为例，介绍布艺制品类物品的清洁方法。

（1）日常保养吸尘

1）办公室等人流量小的地方，每天用吸尘器吸尘1次。

2）对餐厅、电梯等人流量大的地方，每天应用吸尘器吸尘数次（视人流量而定）。

（2）污渍清除

1）当发现地毯上有口香糖时，用除口香糖清除剂喷于其上，待口香糖硬化后，用刀片刮除。

2）有果汁、咖啡等水溶性污渍时，应当用地毯除渍剂以1∶5比例兑水稀释后，喷在地毯的污渍上，用湿毛巾擦拭，再用干毛巾擦拭。

3）对有油污的地毯，应当用除油剂喷在地毯上，然后用毛巾擦拭。

（3）地毯湿洗清洁操作

1）对地毯表面的不同污垢，用喷壶将中性地毯除渍剂、地毯除油剂或口香糖清除剂喷涂在地毯表面。

2）用板刷或毛巾擦拭地毯表面，如有擦不掉的污垢可用小刀轻轻刮去，并用吸尘器吸去地毯中的污垢。

3）按比例用热水（50 ℃）稀释浓缩地毯清洁剂，注入多功能擦地机的液体箱中，并装上清洁刷。

4）开启多功能擦地机开始湿洗地毯，安装好吸水装置，用注入消泡剂的吸水机吸去地毯表面水分。

5）吸去水分后，在地毯两边安放并开启涡轮多速干风机，加速地毯干燥。地毯干燥后，用直立式吸尘梳理机吸去干燥的污垢结晶，并梳理地毯绒面。

6）所用工具、用品在操作完毕后全部清洗、晾干、备用。

（4）地毯干泡清洗操作

1）用吸尘器对地毯进行吸尘。

2）用地毯除渍剂清除地毯上的各类污渍。

3）按比例将地毯清洁剂加水后倒入擦地机的泡箱内。

4）将擦地机装上地毯刷，接上电源。

5）打开泡箱开关，将泡沫均匀地洒在地毯上。

6）控制擦地机的方向，由左至右以保持每分钟 50 cm 的行进速度为宜。

7）擦地机擦洗的上行与下行要重叠约 10 cm。

8）用毛刷刷洗地毯边角，擦净地毯上的泡沫。

9）用吹干机或空调吹干地毯。

10）工作完毕后用清水冲净泡箱和地毯刷。

（5）注意事项

1）对办公室等地方每月定期清洗 1 次，餐厅和电梯等客流量大的地方可每 10 天左右清洗一次。

2）清洗前要注意地毯有无脱色现象，如有脱色应先选择适当清洁剂进行试验。

3）注意地毯有无缩水情况，缩水严重的地毯应事先通知客户。

4）对于有破损或有难以去除的污迹的地毯，清洗前应通知客户。

5）地毯清洗后在干燥期内要防止踩踏，以免造成再次污染。

4. 皮革制品类

（1）日常清洁

1）准备好所需的清洁剂和干净柔软的平纹毛巾若干块。

2）用干净的毛巾擦去皮革制品表面的浮尘，注意在擦拭时小心操作，以免皮革破损剥落。

3）将清洁剂轻轻摇动，使其均匀且无沉淀，然后将其抹在毛巾上，在清洁剂干燥前擦拭皮革制品表面，擦拭时注意要除去皮革制品表面的污迹，直到擦干净为止。

4）用干净的毛巾将皮革制品上的清洁剂擦干净，再用另一块干净的毛巾反复擦拭，直到皮革制品表面光洁、光亮。

5）如在擦拭时发现皮革制品破损，应及时上报并记录在工作日志中。

6）洗净毛巾，收回清洁剂，并放到指定的工具存放间。

（2）注意事项。皮革制品不能在潮湿处存放，不能长时间被阳光暴晒，不能接触70 ℃以上高温物体或处于高温环境，不能与粗糙物品直接发生摩擦，避免接触酸碱等腐蚀性物质。

5. 木制品类

（1）日常清洁

1）除尘。使用干净的软棉布除尘，切记不要用海绵或餐具清洁用具擦木制家具。除尘时应使用浸湿后拧干的棉布，因为湿棉布能减少摩擦，避免划伤家具，同时还有助于减少静电对灰尘的吸附，利于清除家具表面的灰尘。但应避免水汽残留在家具表面，建议用干棉布再擦一遍。

2）清洁。先对表面进行清洁，可以使用专门的家具清洁剂进行擦拭。在清洁的过程中，要检查平时看不到的位置，如家具的背面、底部或者内部的角落处是否已经产生霉变。如果已经产生霉变，可以在发霉位置上抹上一层家具蜡或者家具专用精油，还可以放入一包放有干燥茶叶的纱布包。

清洁完成后，如果是小件的木制家具，可以放在通风处进行自然干燥。

木制品的五金装饰件，只需用干布轻轻擦拭即可，不要使用含化学物质的清洁剂。

（2）痕迹或污渍清除

1）水痕。水痕通常要经过一段时间才能消失。如果1个月后水痕仍可见，可用一块涂少量色拉油的干净软布于水痕处顺木纹方向擦拭，也可用湿布盖在水痕上，然后用电熨斗小心地按压湿布数次，水痕即可淡化。

2）烫痕。用一块干燥的、超细的家具涂装专用钢丝绒垫于烫痕处直接顺着木纹的方向擦拭；也可以将色拉油或蛋黄酱涂在烫痕处，取软布顺木纹轻轻擦拭，然后再换一块清洁的软布将其擦干净,最后上光。

3)焦痕。烟头或未熄灭的火柴在家具漆面留下的焦痕,若是漆面烧灼所致,可在火柴杆或牙签上包一层细纹硬布,轻轻擦抹痕迹,然后涂上一层薄蜡,焦痕即可淡化。

4)刮伤。若家具漆面擦伤,未触及漆下木质,可用同家具颜色一样的蜡笔或颜料在家具的创面涂抹,以覆盖外露的底色,然后用透明的指甲油薄薄地涂上一层进行遮盖。

若木制品上贴有商标,擦掉后会留下不干胶的残留物,又黏又脏,可用粗橡皮擦去。

5)油墨。可在一份水中加两份白醋,用海绵蘸混合液抹拭木制家具上的油墨痕迹,然后用湿布擦干净并使其干燥。

学习单元 4

公共卫生间保洁

一、污渍类型和产生原因

1. 污渍类型

（1）水溶性污渍。水溶性污渍包括糖、血污、尿污、排泄物、饮料等。

（2）油溶性污渍。油溶性污渍包括植物油、动物油、矿物油及其制品等。

（3）固体污渍。固体污渍包括水泥、尘土、尿垢、金属氧化物、石灰、油漆、涂料、胶水等。

2. 污渍产生的原因

污渍可由环境因素或人为原因产生。

二、化学品清洁剂安全使用

化学品清洁剂应根据污渍类型选用，在使用过程中应考虑该化学品清洁剂对人体和物体的伤害，进而采取相应的保护措施。

1. 个人保护措施

（1）接触化学品清洁剂后，要彻底清洗手、前臂和脸，并采用适当的技术移除可能已遭污染的衣物。被污染的衣物重新使用前需清洗。确保洗手台和安全淋浴室靠近工作处。

（2）若在有液体飞溅物、水雾、气体或粉尘的环境中工作，应佩戴符合标准的安全眼镜。若不慎有化学品清洁剂溅入眼睛，应立即使用大量清水清洗眼睛并立即就医。

（3）为防止口鼻吸入，应佩戴防护口罩，以防止化学品清洁剂通过口鼻进入体内。

（4）在接触化学品清洁剂时，应始终佩戴符合标准的抗化学腐蚀防护手套。

2. 对物体的防护措施

（1）按照产品安全使用说明书规定的调（兑）比例使用化学品清洁剂。

（2）在使用化学品清洁剂清洁物体表面后应立即使用大量清水清洗，避免化学品清洁剂残留在物体表面造成侵蚀。

三、颜色识别清洁系统

颜色识别清洁系统是国际上先进的保洁标准化管理系统。通过不同颜色的严格区分以实现工作程序化、标准化，减少交叉感染风险，提高工作效率。其标准如下。

1. 毛巾

（1）绿色。用于卫生间的台面、台盆、镜面、水龙头的清洁。

（2）黄色。用于坐便器、小便器外壁、外沿口的清洁。

（3）蓝色。用于卫生间内墙面，卫生间内的门、隔断、挡板、门套的清洁。

（4）红色。用于坐便器马桶垫圈及马桶盖的清洁。

2. 拖把、扫帚、尘推

（1）绿色。用于清洁区，如用餐区域。

（2）蓝色。用于半污染区，如走廊等公共区域。

（3）红色。用于污染区，如卫生间。

3. 水桶

（1）红色。作业桶（桶身注字）。

（2）蓝色。净水桶（桶身注字）。

四、常用清洁方法

1. 地面清洁（见图 2-3）

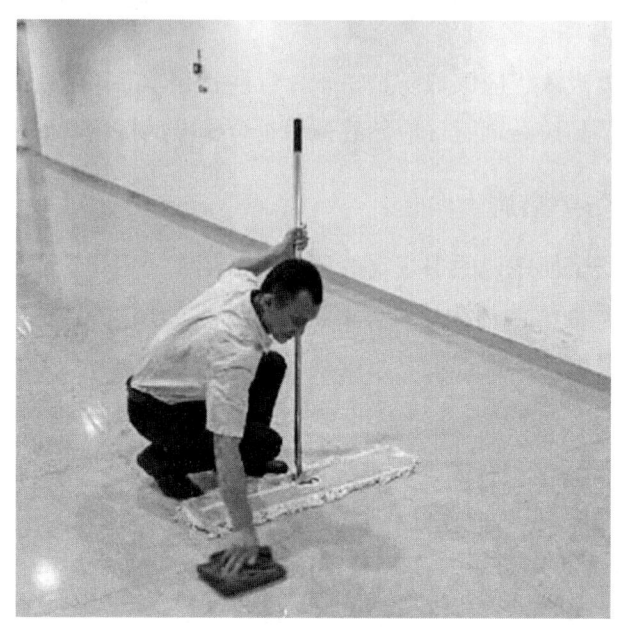

图 2-3　地面清洁

（1）准备好扫把、拖把、铲刀、垃圾袋等清洁工具和用品。

（2）用扫把将地面上的垃圾清扫干净，并将清扫后的垃圾倒入垃圾桶内。

（3）如在打扫中发现地砖破裂或松动，应及时向保洁班长反映，并记录在保洁工作日志中。责任部门应及时更换破裂的地砖或将松动的地砖进行修复。

（4）如在打扫中发现地面上有口香糖等黏附物，应用铲刀沿口香糖边缘轻轻刮起，并迅速放入已准备好的垃圾袋内。

（5）如在打扫中发现地砖上有水泥痕迹，应用铲刀将其轻轻铲起或用专业清洁剂将水泥溶解，并迅速用水冲洗，然后用拖把将水迹抹掉，防止水迹干后留下污迹或印迹。

（6）在工作中注意不要破坏地砖之间的接缝处，以免引起地砖松动。

（7）清洁工作结束后，将工具带回工作间进行清洗和消毒，用干抹布抹后晾干，然后妥善保存起来，以备后用。

2. 玻璃清洁（见图 2-4）

（1）准备伸缩杆、玻璃刮、毛头、小铲刀、玻璃水、干毛巾、拖把。

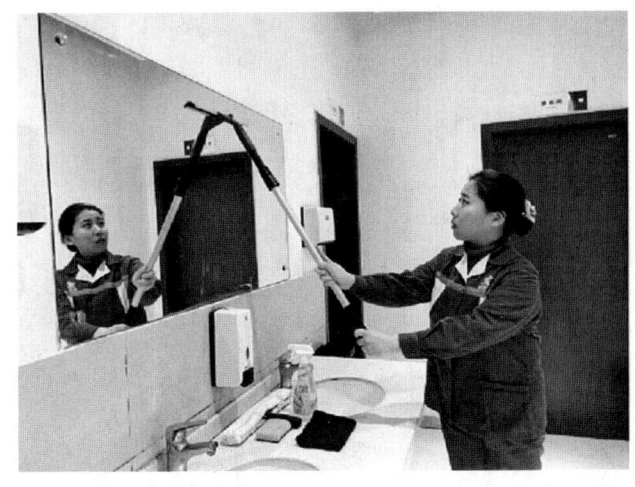

图 2-4 玻璃清洁

（2）检查玻璃破损和污垢情况，视情况用小铲刀铲除玻璃表面及边缘上的污垢。

（3）将毛头浸入玻璃水中。

（4）把毛头按在玻璃上均匀地上下洗抹。

（5）用玻璃刮刮去玻璃上的水分，玻璃刮和玻璃表面的夹角应保持 45°。

（6）当玻璃的位置和地面较接近时，毛头或玻璃刮应横向移动。

（7）用干毛巾抹去玻璃框上的水珠，然后用拖把抹净地面上的污水。

（8）清洁高处玻璃时应把玻璃刮或毛头套在伸缩杆上。

（9）操作时应注意防止玻璃刮的金属部分刮花玻璃。

清洁后，应达到以下标准：第一，玻璃面上无污迹、水迹；第二，用纸巾擦拭室内玻璃面 5 cm，纸巾无明显脏污。

3. 不锈钢（金属制品）清洁（见图 2-5）

（1）应使用已稀释的不锈钢清洁剂。

（2）用湿润的毛巾抹净金属制品表面上的水珠，再用干布擦干。

（3）将少许不锈钢清洁剂倒在毛巾上，对不锈钢表面进行擦拭。

（4）用干毛巾向同一个方向拭抹不锈钢表面。

（5）特殊污渍、锈迹清洁方法

1）将金属除渍剂倒在微湿的毛巾上轻擦污渍。

2）用湿毛巾将污渍擦拭干净，再用干毛巾擦干。

3）抹上不锈钢光亮剂。

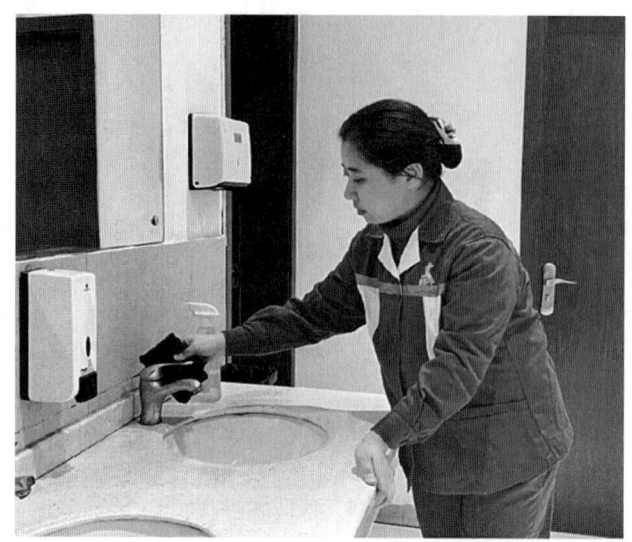

图 2-5 不锈钢（金属制品）清洁

4. 木质表面清洁

（1）准备多色毛巾、清洁桶，以及清洁剂或洗洁精溶液。

（2）工作前对木质表面进行初识别，根据木材纹理选择柔软干净的毛巾，并根据其功能区选择毛巾颜色。

（3）将毛巾浸湿后对折，从上至下拧干后折叠毛巾成手掌大小。

（4）手掌虎口夹住毛巾开口处，由远及近顺着纹理擦拭木质表面。擦拭时应按几字形并排重叠擦拭，先擦拭裸露面，再擦拭隐藏面，最后擦拭边角。

（5）先用湿润毛巾擦拭，再用同样的方法用干毛巾擦拭木材表面。

（6）若遇特别顽固的污渍应先进行处理再进行常规擦拭。

（7）自检。擦拭后的木材表面应无灰尘、污渍、水印与印迹。

（8）整理。将清洁用具及清洁剂放在指定物品存放区。

五、消毒

1. 消毒原则

（1）室内应以自然通风为主，应重点对卫生间门把手、洗手台、水龙头、冲水按钮、公共座椅和地面等进行预防性消毒。

（2）原则上应以室内环境消毒为主。室内地面以清洁为主，消毒频率应适当，防止过度消毒。

（3）出现甲类、乙类传染病管理范畴的疫情时，应立即启动紧急消毒预案，及时上报并联系相关政府部门以及具有国家资质认证的第三方消毒机构进行终末消毒。

（4）消毒用品应符合国家卫生健康部门管理要求，应按照产品说明书在有效期内使用。

（5）应制定紧急消毒预案及消毒管理制度，安排专人负责，进行详细记录。

2. 消毒剂使用管理

（1）应严格按照说明书规定的消毒剂使用范围、使用方法、作用时间、作用浓度使用消毒剂。

（2）含氯消毒剂有一定的腐蚀性，达到消毒时间后，应用清水擦拭或清洗以去除残留消毒剂。

（3）醇类消毒剂不应用于空气消毒及大范围喷洒和擦拭消毒。

（4）一般情况下，消毒剂应单独使用，不同消毒剂不可混合使用，消毒剂不可与其他清洁剂混合使用。

（5）消毒剂禁止口服，应置于阴凉、干燥处密封保存，避免儿童触及。

（6）应建立药剂出入登记制度。

3. 器械管理

（1）应配置常量喷雾器、气溶胶喷雾器、配液桶。消毒用拖布、抹布应与日常清洁工具区分存放。

（2）消毒器械及拖布、抹布使用后应立即清洁并对其进行消毒。

（3）消毒器械应有专人管理和维护，设置专属存放空间，便于取用。

4. 人员管理

（1）应配备消毒人员，并确保其具备消毒剂配比调制、消毒操作等工作能力。

（2）应对消毒人员定期进行专业培训。

（3）消毒人员在操作过程中应做好个人防护工作，包括佩戴口罩、橡胶手套等防护用品，消毒操作后严格进行手部清洗消毒处理。

5. 消毒实施

（1）重点消毒对象为卫生间门帘、卫生间门把手、挡板门把手、冲水按钮、洗手台、地面等。

（2）应采用 500 mg/L 的含氯消毒液进行擦拭或喷洒，作用 20～30 min 后，用清水清洗去除残留消毒剂；也可采用 200 mg/L 的次氯酸消毒液进行擦拭或喷洒，作用时间

5～10 min。若采用其他消毒剂，须按照说明书进行操作。

（3）消毒频次应根据实际情况调整，建议每2 h消毒一次。

（4）卫生间消毒宜由内至外、自上至下进行。

6. 记录管理

（1）消毒后应详细记录消毒日期、消毒对象、消毒药剂、作用时间、作用浓度、消毒人员。

（2）消毒记录应整理归档，存档两年以备查看。

技能要求

公共卫生间的清洁

操作准备

1. 工具准备

安全警示牌、消毒液、红色毛巾、黄色毛巾、蓝色毛巾、绿色毛巾、橡胶手套、工具篮、提水桶、铲刀、清洁剂、马桶刷、喷壶、泡沫拖、垃圾袋、拖把等。

2. 客用品准备

擦手纸、洗手液、卫生纸等。

操作步骤

卫生间清洁步骤如图2-6所示。

步骤1　检查设备设施

首先检查卫生间内的各种设施设备是否运行正常，如有异常的，立即汇报有关部门。

步骤2　放置安全警示牌

在门口处放置安全警示牌，提醒如厕人员"工作进行中"或"小心滑倒"，如图2-7所示。

步骤3　清理垃圾桶

清空卫生间里所有的垃圾桶，换上干净的垃圾袋。

步骤4　清洁镜面及金属器件

用柔软的干毛巾擦净擦亮镜面、水龙头和其他金属器件。

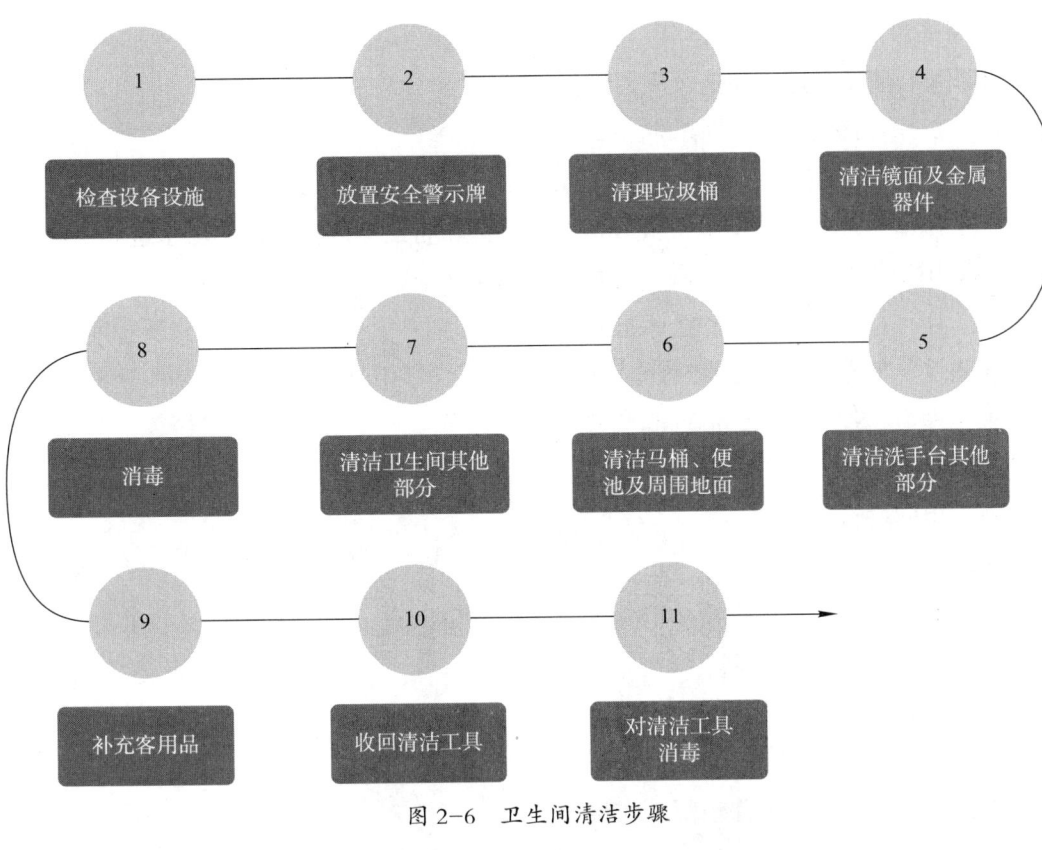

图 2-6　卫生间清洁步骤

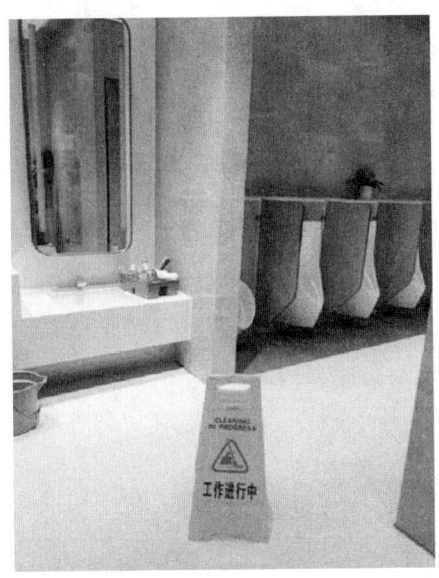

图 2-7　放置安全警示牌

步骤 5　清洁洗手台其他部分

用专用洗手盆百洁布擦洗洗手盆，而后用清水冲洗干净，用擦洗手盆的毛巾将洗

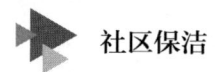

手盆及周围台面上的水迹擦干。

步骤6　清洁马桶、便池及周围地面

（1）放水冲净马桶、便池，将清洁剂倒入其中。

（2）用经消毒液浸泡过的百洁布擦拭马桶、便池，除去污渍。

（3）用清水冲洗以漂清消毒液残留，用干抹布将便池内抹干，不留水迹和污渍。

（4）用干净的抹布擦拭座圈、外壁、水箱及便池，使其干净不留水迹。

（5）用拖把拖干地面，除去水迹和污渍。

步骤7　清洁卫生间其他部分

擦干净门、柱、门挡、墙面和墙底角。

步骤8　消毒

对卫生间进行消毒。

步骤9　补充客用品

及时补充擦手纸、洗手液、卫生纸。

步骤10　收回清洁工具

清扫结束后将所有清洁工具收回。

步骤11　对清洁工具消毒

对清洁工具进行消毒并填写工作报表。

注意事项

1. 清洁卫生间前，注意查看卫生间中是否有如厕人员。

2. 操作时地面湿滑，注意防止跌倒滑倒。

3. 消毒液与清洁剂严禁同时使用。

4. 作业期间避免大声喧哗。

5. 应随时提醒如厕人员"小心地滑"。

6. 遇残障人士应提供帮助。

7. 根据卫生间实际情况制订常规工作计划。

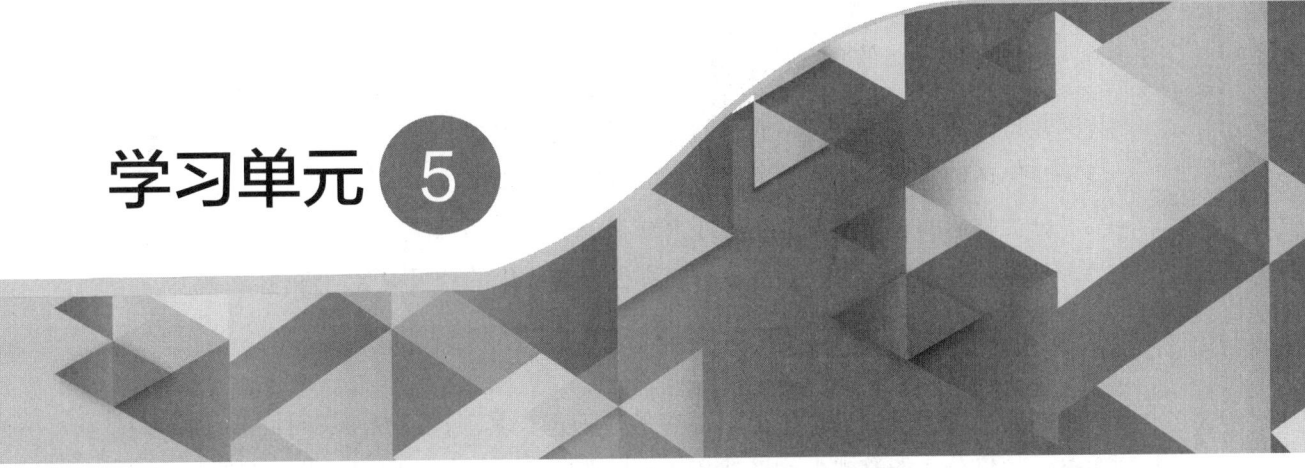

学习单元 5

垃圾分类与处理

一、我国垃圾分类的发展与现状

1. 我国垃圾分类的发展

1992年6月28日,国务院发布《城市市容和环境卫生管理条例》(国务院令第101号),第一次以官方文件的形式提出"对城市生活废弃物应当逐步做到分类收集、运输和处理"。上海、北京、广州等相继开始生活垃圾分类试点。这一时期的生活垃圾分类虽然是少数城市在部分区域进行的小范围试点,却标志着中国生活垃圾分类的萌芽。

2000年,我国将北京、上海等8个城市确定为"生活垃圾分类收集试点城市",正式开启了推进生活垃圾分类的新阶段。

为进一步推进生活垃圾分类,2017年3月,国务院办公厅发布《生活垃圾分类制度实施方案》,提出部分地区先实施生活垃圾强制分类,标志着中国生活垃圾分类正式进入"强制分类"时代。

2. 我国垃圾分类的现状

垃圾分类是当下制约我国环保事业发展的瓶颈之一,也是造成环境污染、资源再利用困难的根源之一。

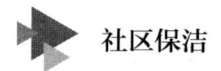

我国在垃圾分类工作推进中遇到的主要现实问题如下。

（1）全民环境意识不高，随手扔垃圾的现象较为普遍。

（2）分类收运的设施不足，在设计上缺乏分类引导。

（3）分类运输的设施投入不足，致使本已分类收集的垃圾混合运输。

（4）分类处理的基础设施缺乏。

（5）废品回收优惠政策缺失。

从我国的垃圾类别来看，主要以易腐垃圾为主，其占比近50%，可回收垃圾占比超过20%。垃圾分类能够减少垃圾处理量，也有利于废弃物的回收，节约资源。

垃圾分类不仅是一种生活方式的改变，更将对固体废物处理产业链利润的重新分配和体系化建设产生深远影响。当前，中国面临经济转型的重要战略机遇期，推动垃圾分类制度是实现高质量发展的重要手段之一，发展初期监管是关键，既需要多个政府部门统筹配合，也需要调动社会各界的主观能动性。

随着"垃圾分类"走进千万个机关和企业事业单位、亿万个城市和农村家庭，乃至覆盖全社会，许多生活垃圾都将通过"分类之手"，化腐朽为神奇，摇身一变成为各种宝贵资源，制造成新的产品，继续为人们所用、给生活添彩。如此循环往复，既能让生活环境变得更加美好，又最大限度地节省了自然资源，对于绿色中国、美丽中国建设大有裨益。

二、垃圾分类

垃圾按性质分类可分为危险废弃物和一般废弃物。危险废弃物也称有害废弃物，是指对人体健康或环境造成现实危害或潜在危害的废弃物。一般废弃物指危险废弃物以外的废弃物，如废纸、厨余垃圾等。

生活垃圾可分为四大类：可回收垃圾、厨余垃圾、有害垃圾、其他垃圾。

1. 可回收垃圾

可回收垃圾主要包括废纸类、塑料类、玻璃类、金属类、布料织物类等，是指回收后经过再加工可以成为生产原料或者经过整理可以再利用的物品，如图2-8所示。

2. 厨余垃圾

厨余垃圾主要包括果皮、蛋壳、茶渣、骨、贝壳等，泛指家庭生活饮食中使用的生料及成品（熟食）或残留物，是有机垃圾的一种，分为热厨余垃圾（包括剩菜、剩饭、茶叶）及生厨余垃圾，如图2-9所示。

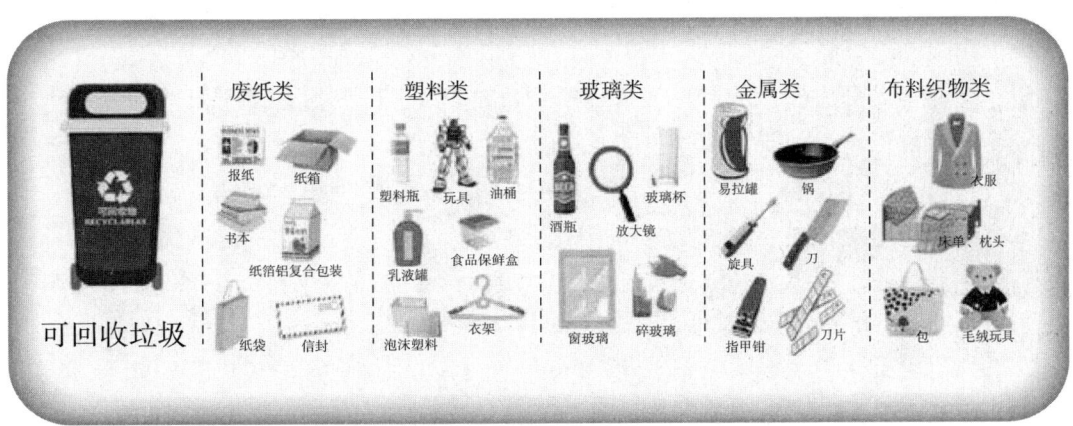

图 2-8 可回收垃圾

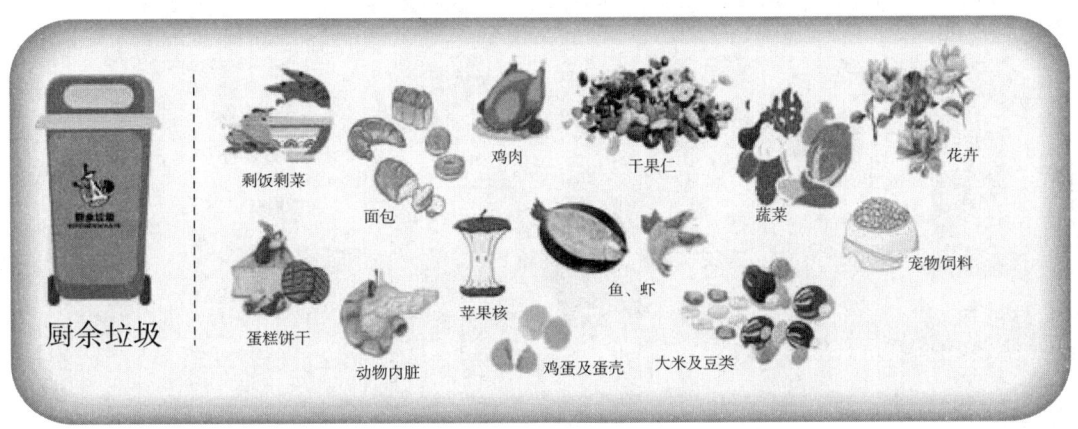

图 2-9 厨余垃圾

3. 有害垃圾

有害垃圾主要包括废电池、废日光灯管、废含汞温度计、过期药品等。这些垃圾包含对人体健康有害的重金属、有毒物质或者会对环境造成现实危害或者潜在危害的物质，如图 2-10 所示。

4. 其他垃圾

其他垃圾主要包括除上述几类垃圾之外难以回收的废弃物，通常根据垃圾特性，采取焚烧或者填埋的方式处理，如图 2-11 所示。

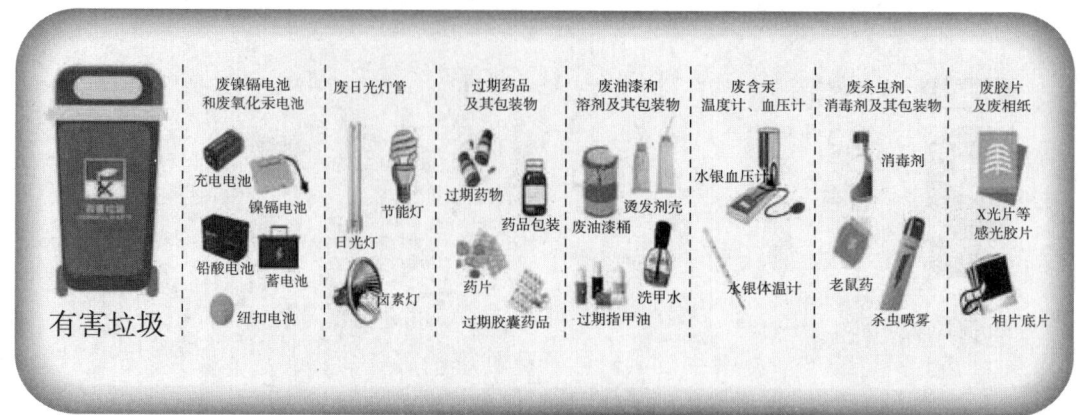

图 2-10 有害垃圾

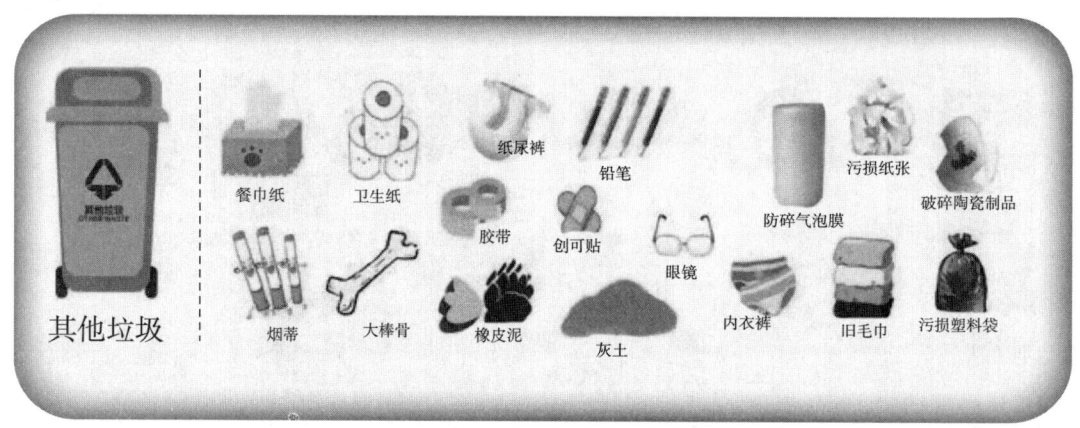

图 2-11 其他垃圾

三、垃圾处理方式与常见设备

1. 垃圾处理方式

目前，生活垃圾处理方式主要有填埋、焚烧和堆肥。我国垃圾产生量逐年增加，生活垃圾清运量由 2003 年的 1.486×10^8 t 增长至 2020 年的 2.351×10^8 t，生活垃圾无害化处理量由 2003 年的 7.545×10^7 t 增长至 2020 年的 2.345×10^8 t，无害化处理率由 50.8% 增长至 99.7%，近年来，我国对环保日益重视，垃圾处理的"减量化、资源化、无害化"的水平逐渐提升，基本实现生活垃圾无害化处理。

（1）填埋。填埋是将垃圾统一运到填埋场，等待它们随着时间的流逝自然降解。但是一个易拉罐自然降解需要 200 年，一个塑料袋或塑料瓶自然降解需要 500 年，一个玻璃瓶自然降解需要 4 000 年甚至更久。

填埋分为卫生填埋和不卫生填埋。卫生填埋有一套完整的技术要求，包括选址、场地处理、垃圾分期填入、覆盖等，并需要处理好垃圾填埋时产生的渗滤液和易燃气体。卫生垃圾填埋是一个长期的过程，需要通过良好的规划、管理，并需要数十年甚至更长的时间使填埋场所进入"稳定"状态，再改造利用，如在填埋场上修建公园等。

但在一些村镇或者小县城，还存在大量的不卫生填埋，即不经任何处理掘地为坑，填入垃圾后埋上，这种填埋对环境影响很大。

（2）焚烧。焚烧是将城市垃圾送入焚烧炉内，在850~1 000 ℃的高温条件下将可燃物分解，将其中的有毒有害物质转化为可处理的残渣。焚烧是最易引起民众反感的处理方法。但实际上，焚烧是垃圾处理中实现三化（无害化、减量化、资源化）最好的方法，特别是减量化一项，可以成功减少90%左右的体积。焚烧过程需要良好的控制，其最大的危害是因燃烧温度控制不够好而产生二噁英。焚烧产生的热可用于发电，是较好的资源化方案。但对于国内的垃圾而言，因厨余垃圾组分过高，含水率太高、热值太低，一般无法直接用于燃烧，可行的做法是经过分选、破碎、干燥，制作成RDF（refuse derived fuel，垃圾衍生燃料），有些还会压缩制成棒状。

焚烧产生的灰烬一般有两个处理渠道：填埋和再利用。因为成分稳定、体积减量显著，焚烧后填埋相比直接填埋好处更多。再利用主要是利用灰烬中含有的化学成分和其颗粒的物理特点，目前灰烬较好的再利用途径是作为水泥的添加剂。

（3）堆肥。堆肥主要是利用垃圾中的有机质成分，通过发酵实现组分的稳定化，并获得副产物可燃气体。堆肥通常有厌氧发酵和有氧发酵两种。堆肥后，垃圾成分中有机质经过发酵进入稳定状态，可用作生物质肥料或用于土壤修复等。

堆肥需要对垃圾进行较为彻底的分类，避免金属及陶瓷等垃圾进入发酵池，否则可能损坏设备；发酵过程和发酵后的产物需要注意消毒，避免病毒、微生物等造成污染。

目前比较成熟，应用比较广泛的固体废物处理工艺是卫生填埋。城市生活污水由城市排水管网收集集中到污水处理厂处理，活性污泥法和生物膜法是处理生活污水的两大方法。

国际上对于城市生活垃圾的分类处理已有较为成熟的方法，对于垃圾的各种分类也有较为明确的处理方式，在处理流程、设备选用及工艺流程方面都有技术上的依据。我国垃圾分类处理技术水平虽与发达国家还有一定差距，但也已形成较为完整的体系。近年来，我国进入环卫行业的企业数量迅速增长，出现了一批技术先进、资金雄厚的企业，同时，生活垃圾分类处理也更加科学化与生态化。

如今国内城市采取的垃圾处理方式所占比重从高到低分别是卫生填埋、堆肥、焚烧以及资源化利用。其中垃圾资源化利用处理技术并非单一性的垃圾处理技术，亦非简单叠加其他三种垃圾处理技术，它采取了综合分选、好氧堆肥或厌氧发酵、裂解气化等资源再生技术等,协同处理固废垃圾,破除了以往的垃圾堆肥、焚烧以及填埋等单一处理方法和技术的弊端,如填埋渗滤造成水污染,在垃圾焚烧过程中产生二噁英等多种污染难题,实现了减量化、无害化处理的目标,完成了资源化的可再生利用,形成了垃圾处理"从垃圾废弃物到可回收资源,再到各种再生产品"的一条再生循环资源产业链。

2. 常见垃圾处理设备

(1)垃圾压缩设备。垃圾压缩设备是一种由液压系统控制的将收集来的垃圾进行压缩,以减少垃圾体积的机械,是实现垃圾压缩减容的主要设备之一,也是垃圾转运站的主要处理设备。

常见的垃圾压缩设备分为地埋式(见图2-12)、移动式(见图2-13)和垂直式(见图2-14),根据垃圾处理量等要素选用。

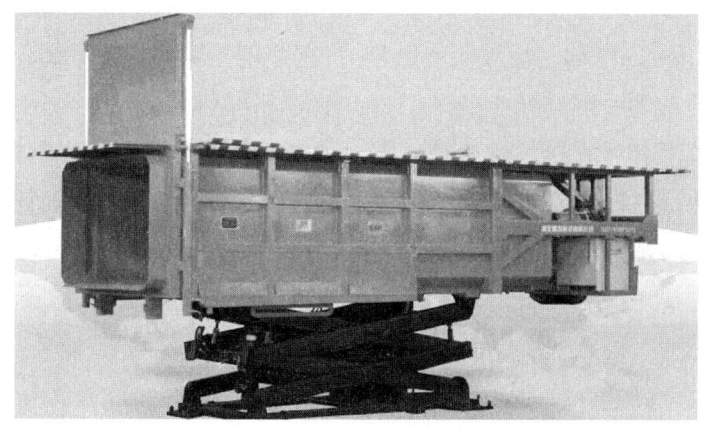

图2-12 地埋式垃圾压缩设备

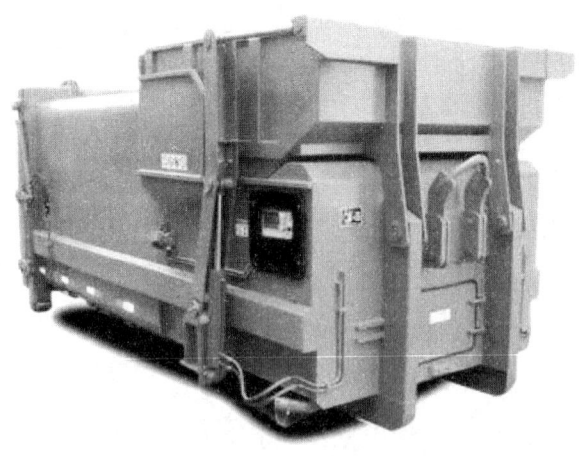

图2-13 移动式垃圾中转站

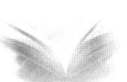

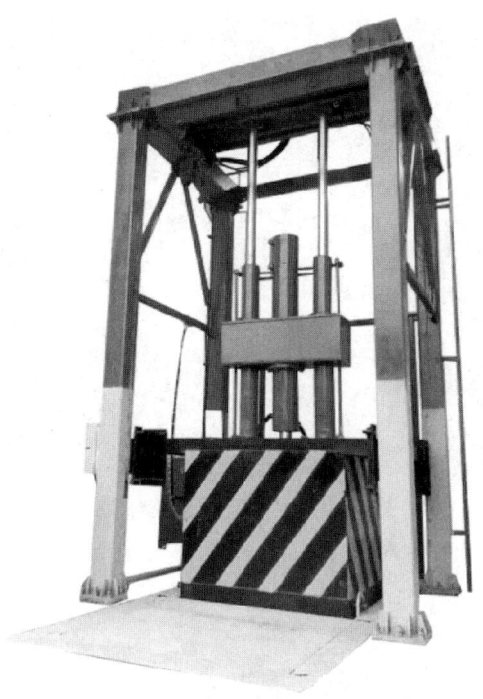

图 2-14　垂直式垃圾压缩设备

（2）废弃物破碎设备。废弃物破碎设备分为生活垃圾破碎机（见图 2-15）和建筑垃圾破碎机（见图 2-16）。

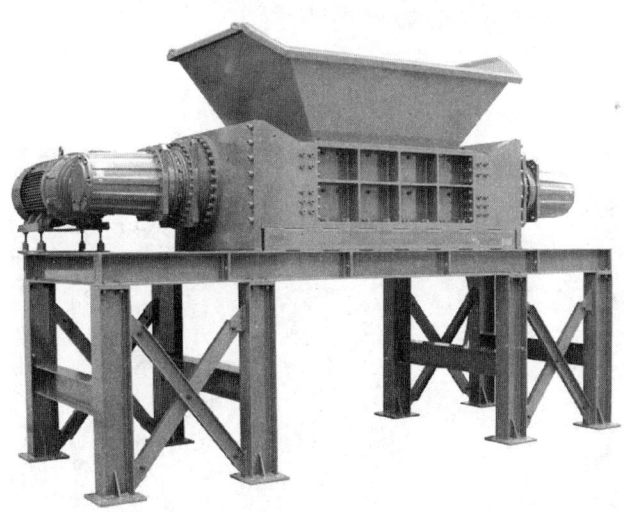

图 2-15　生活垃圾破碎机

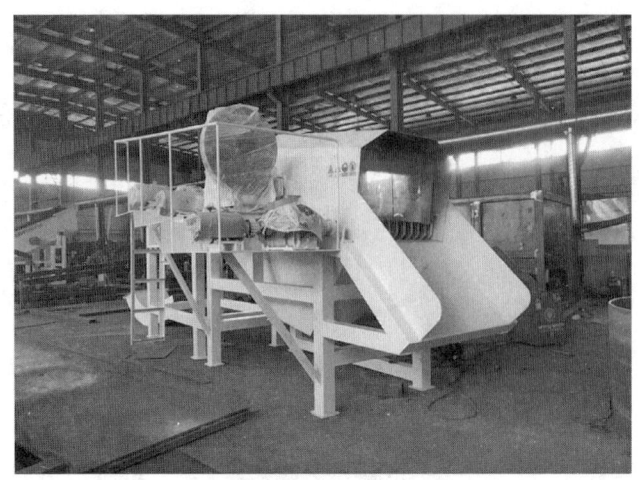

图 2-16　建筑垃圾破碎机

（3）厨余垃圾和湿垃圾处理设备（见图 2-17 和图 2-18）。

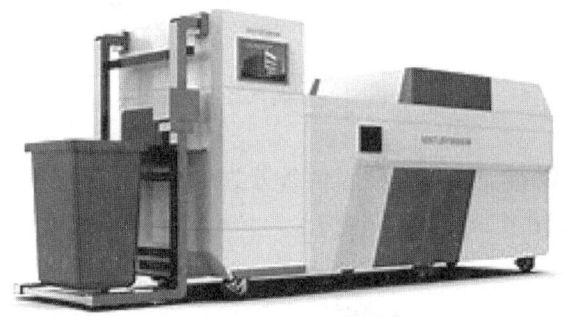

图 2-17　厨余垃圾处理设备

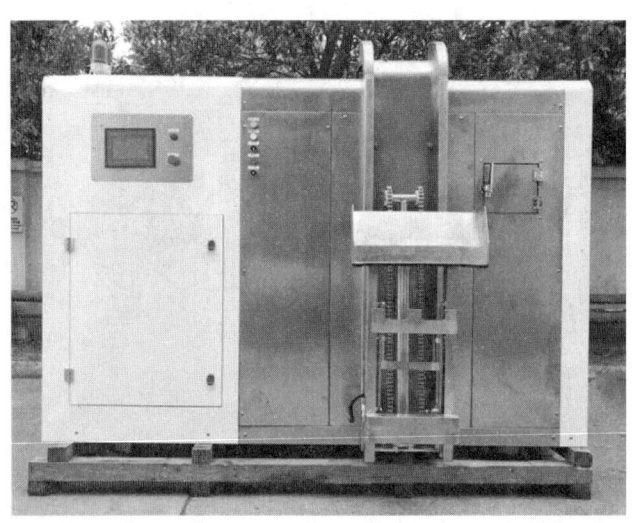

图 2-18　湿垃圾处理设备

技能要求

垃圾分类与处理操作

操作准备

1. 个人准备

工作服、塑料防割手套、口罩、头套。

2. 环境准备

垃圾站应配备卸装垃圾、密封、通风、降噪、降尘、除臭设施，大中型垃圾站要求设置独立的抽排风、除臭系统。

操作步骤

步骤1　所有进入垃圾站的废弃物必须进行分类，按照指定划分区域进行分类存放。

步骤2　将分类好的垃圾按标识置于相关容器内。

步骤3　等清运车辆到达后，指引车辆停到固定区域。

步骤4　将分类后的垃圾转运至车辆处，指导驾驶员按照分类后的垃圾性质进行机械装运。

步骤5　垃圾装上车后，需要将分类垃圾容器进行喷药消毒。

步骤6　及时对分类垃圾容器进行清洁处理，保持周围地面干净。

步骤7　将分类垃圾容器归位。

注意事项

1. 对需要计量的垃圾，需要在垃圾袋上贴上标签，记录好重量。
2. 在进行垃圾收集工作时，避免将有用物品作为废弃物扔掉。
3. 将垃圾运送到垃圾站的过程中注意避免垃圾遗漏、撒落等造成环境二次污染。
4. 在搬运时，注意废弃物上的锋利口，避免对收集人员造成人身伤害。
5. 注意餐巾纸、卫生纸等不属于可回收利用的垃圾。
6. 厨余垃圾上车时，注意周围环境，避免因为操作不当导致环境二次污染。
7. 必须做到分类清运，严禁混装混运。
8. 当垃圾装车后，需要将清运时掉下的垃圾打扫干净，做到人走地净。

学习单元 6

预防感染清洁

一、预防感染清洁概述

1. 细菌和病毒

（1）细菌。细菌是生物的主要类群之一，属于细菌域。细菌对人类活动有很大的影响。细菌是许多疾病的病原体，可以通过各种方式，如接触、进食、呼吸、昆虫叮咬等在正常人体间传播疾病，具有较强的传染性，对社会危害极大。

（2）病毒。病毒是一种可以利用宿主细胞系统进行复制的微小且无完整细胞结构的亚显微粒子。病毒没有细胞结构，无法独立生长和复制，但病毒几乎可以感染所有的具有细胞的生命体，具有遗传、复制等生命特征。

（3）细菌与病毒的区别。细菌和病毒同属于微生物，只有在显微镜下才能看到。但两者截然不同。

在一定的环境条件下，细菌和病毒都可以在人体中增殖，并可能导致疾病发生。细菌较大，用普通光学显微镜就可看到；病毒则比较小，一般要用放大倍数超过万倍的电子显微镜才能看到。病毒没有自己的生长代谢系统，它的生存靠寄生在宿主（如人）细胞中。也正因为如此，目前抗病毒的特殊药物不多。有一点值得指出的是，在人身体的许多部位都有细菌的增殖，医学上称之为正常菌群，它们与人和平相处、互惠互利。而在任何情况下从机体中发现病毒都属于非正常状况，因为只有侵入人体的活组织细胞中这些病毒才能存活。

2. 感染

感染，是指细菌、病毒等病原体侵入人体所引起的局部组织和全身性炎症反应（如流感和普通感冒）。感染的主要表现为体温升高，甚至超出正常的体温界限。

每年10月到翌年5月为流感高发期。流感和普通感冒会造成巨大的经济和社会损失以及人类的苦难。普通感冒是儿童缺课和成年人旷工的主要原因，每年影响数百万人。流感和普通感冒主要通过飞沫传播，受感染者咳嗽、打喷嚏或说话时，会将相对较大的传染性飞沫和非常小的飞沫（气溶胶）送入附近的空气并与其他人接触；此外，受感染者触摸物体，如门把手、电梯按钮、扶手和其他经常触摸的表面，会使物体被病毒污染，而接触同一物体的另一个人会将病毒从手上转移到鼻子、嘴或眼睛。因此对人们经常接触的表面进行清洁和消毒是非常重要的。

3. 预防感染清洁的概念

本学习单元重点关注清洁在预防流感和普通感冒传播中的关键作用，即预防感染清洁。

预防感染清洁是指提供建议和资源，在保洁中实施高效的清洁方案，从而创造有益于健康的室内环境，降低人类的健康风险。

研究表明，有效的清洁和手部卫生可以显著减少流感、普通感冒和其他传染性疾病的传播，并且同样减少与这些疾病相关的经济和社会成本。常规清洁可去除藏匿传染源的土壤和污垢，而消毒可杀死剩余的环境病原体（包括流感和感冒病毒）。对人们经常接触的表面或物体（如桌面、工作台面、水龙头手柄、门把手等）进行有效的清洁和消毒，可显著减少这些表面或物体上的环境病原体的数量，从而降低传播和感染的风险。事实证明，在清洁卫生领域进行相对较小的投入，就可以在改善人类健康、提高室内环境质量、减少经济损失和提高生产率方面获得有价值的回报。

二、预防感染清洁建议

1. 清洁和消毒时机

在以下区域，应更频繁地进行清洁和消毒：高人流量的区域、通风差的区域、不提供洗手或洗手液的区域。

过去24 h内有感染者进入的区域或机构，应进行清洁和空间消毒。

2. 清洁和消毒措施

清洁不同于消毒或杀菌，在对表面进行消毒或杀菌之前，应该进行清洁。清洁是指通过使用水和洗涤剂、肥皂、酶以及洗涤或擦洗物体的机械动作来清除物体上的所有异物。如果污物清除不充分，就无法完成消毒/灭菌。

为防止流感和普通感冒的传播，建议采用以下清洁和消毒措施，这些措施主要基于疾病预防控制部门的建议，适用于一般的公共机构。

（1）清洁表面可以降低流感和普通感冒病毒以及其他病原体的传播风险。清洁可以清除污垢、灰尘和杂质，而这些物质会滋生细菌和病毒，如流感病毒和引起普通感冒的病毒。因此，清洁在防止流感和感冒传播方面起着至关重要的作用。另外，清洁通常是消毒表面的前提。

（2）日常清洁和消毒人们经常接触的表面和物体，如桌子、工作台面、门把手和水龙头手柄。遇到突发公共卫生事件时，清洁和消毒频率应增加。应立即清洁和消毒明显被体液（呕吐物、尿液等）污染的表面。如被血液污染，应遵循职业安全与健康标准中对血源性病原体的预防措施，做好清洁、消毒和防护。

（3）流感和感冒病毒相对脆弱，因此，常规的清洁和消毒措施足以去除或杀死病毒，不需要或不推荐使用特殊的清洁和消毒手段，如用药物熏蒸室内。这些手段会刺激眼睛、鼻子、喉咙和皮肤，加重哮喘并引发其他副作用。

（4）清洁和消毒时要遵循清洁产品和消毒剂上的标签说明。大多数消毒剂使用前都要求先清洁表面，即用通用清洁剂清洁表面，然后用国家有关部门许可（或推荐）的消毒剂杀灭细菌。应确保按照消毒剂标签上的说明，让消毒剂在表面停留一定时间，同时应确保在停留期间保持表面湿润，以有效杀死细菌。

（5）当消毒人们经常接触的表面时，应选择国家有关部门许可（或推荐）的产品，并密切注意产品标签和安全数据表上的危险警告和说明。使用清洁产品和消毒剂时需要佩戴手套。

（6）可使用消毒湿巾对人们经常接触的电子产品（例如电话和计算机）进行消毒，使用时请密切注意消毒湿巾的使用说明。在规定的接触时间内，可能需要使用不止一块湿巾来保持被消毒表面湿润。使用前应确保电子设备能够承受清洗和消毒。

三、预防感染的清洁操作流程（以卫生间清洁为例）

1. 准备工作

（1）常规准备事项

1）人员。限制受感染的保洁员进入清洁区域，工作程序需要事先向包括来访者在内的所有利益相关者公开。

如果保洁员开始出现下列症状，则禁止工作。

①呼吸急促或呼吸困难。

②咳嗽。

③体温等于或高于38 ℃，感觉发冷、疲劳或虚弱。

④肌肉或身体疼痛。

⑤嗅觉或味觉丧失。

⑥胃肠道症状（腹痛、腹泻、呕吐）。

2）感染预防措施。应遵循相关部门的要求，进行温度监控等预防措施。保洁员应养成良好的手部卫生习惯，最好用肥皂和水洗手20 s，如无条件，则使用洗手液。

3）风险评估与培训。公司应经常进行风险评估，以确保清洁和消毒化学品和设备得到适当使用，并应向员工提供关于感染预防的适当培训。

4）标牌放置。应根据公共健康建议和现场风险评估实施物理距离指导方针，在现场各处放置标牌，要求每个人保持适当的距离。

5）个人防护。公司应根据风险评估提供员工个人防护设备，为使用清洁和消毒化学品的员工提供适当的个人防护装备，包括合适尺寸的口罩、手套和护目镜等。

6）列表标记。应建立一份与工作计划相关的标牌列表，该列表应包括所有相关位置及其标志说明，这是为了为员工提供必要信息并确保整个区域得到清洁和消毒。有了列表，就可以很容易地调整标牌，满足不断变化的需求，并用于审计目的。列表中还应做好标记，标记内容包括但不限于个人防护设备的使用、保持物理距离、洗手间的手部卫生提醒及通知员工关注的问题。

7）温度监控。必要时，可在工作区域入口设置温度监控站，这可以用安放非接触式温度计来实现。需要提前公开关于温度监控要求的明确说明（例如，体温升高的人不得进入）。

8）应急准备。医疗紧急响应计划应包括对生病员工的响应，并且可以考虑设置隔离室。

（2）工具准备。根据清洁和消毒区域不同，按标准准备。

（3）药品准备。根据清洁和消毒区域不同，按标准准备。

2. 清洁和消毒操作流程

（1）洗手间日常清洁操作流程

1）保洁员穿戴符合规定的个人防护用品进入洗手间区域。

2）打包并清除所有垃圾。

3）使用符合规定的清洁和消毒化学品进行清洁和消毒。

4）清洁时可使用清洁抹布、一次性微纤维毛巾或使用经认可的清洁剂清洁的可重复使用的毛巾。如果使用可重复使用的毛巾，毛巾必须消毒，并在两次使用之间干燥完全。

5）用符合规定的化学品清洁洗手间。

6）仔细清洁所有接触点。

7）根据需要补充所用物料。

8）在适当的情况下，使用地板擦洗器/拖把。

9）确保标识到位，包括个人和手部卫生标识（例如，"记得洗手"）。

10）记录洗手间清洁已经完成。

（2）增强性消毒步骤

1）保洁员穿着符合规定的个人防护装备进入洗手间。

2）封闭洗手间入口和出口。

3）对洗手间的所有表面进行消毒，从洗手间的后部开始，向出口方向进行。可使用喷雾消毒设备，如静电喷雾器、泵式喷雾器或扳机式喷雾器等。每个隔间、门、门把手、挂钩、小便池都必须进行喷雾消毒。所有其他表面，包括但不限于台面、水龙头、干手器、纸巾分配器，也必须消毒。

（3）夜间清洁（计划清洁）步骤

1）使用适当的标志表明洗手间正在清洁。

2）打包并清除所有垃圾。

3）使用符合规定的化学品和设备清洁洗手间，注意所有接触点。

4）清洁时可使用清洁抹布、一次性超细纤维毛巾或可重复使用的毛巾，以及符合规定的清洁剂。如果使用可重复使用的毛巾，毛巾必须消毒，并在两次使用之间干燥完全。

5）根据需要补充所用物料。

6）确保手部卫生标志到位且状态良好。

（4）夜间（常规）消毒步骤

1）保洁员穿戴符合规定的个人防护装备进入洗手间。

2）使用喷雾消毒设备，如静电喷雾器、泵式喷雾器或扳机式喷雾器，并配备符合规定的消毒剂/杀菌剂。对所有接触点进行消毒，方法是喷洒经批准的化学品，并让其在表面停留适当的时间。

3）按照制造商的说明操作喷涂技术设备，必须特别注意化学品的使用安全。

4）对洗手间已经清洁和消毒进行记录。

练习题

一、判断题（将判断结果填入括号中。正确的填"√"，错误的填"×"）

1. 预防感染的主要手段是消毒。 （   ）
2. 生活垃圾分为可回收垃圾、厨余垃圾、有害垃圾和其他垃圾。 （   ）
3. 固体污渍包括水泥、尘土、油漆、涂料、尿污、胶水等。 （   ）
4. 每日对道路以及路边街巷的清扫保洁时间不少于 8 h。 （   ）

二、单项选择题（选择一个正确的答案，将相应的字母填入题内的括号中）

1. 下列关于公共卫生间清洁说法不正确的是（   ）。

A. 每日对公共卫生间实施不少于 2 次的清扫，并全时段保洁

B. 保持公共卫生间内地面清洁、无积水

C. 保持公共卫生间内照明灯具等用品无积灰、污物

D. 不定期喷洒灭虫灭鼠药物

2. 地毯干泡清洗操作不正确的是（   ）。

A. 用吸尘器对地毯进行吸尘

B. 控制擦地机的方向，由左至右以保持每分钟 50 cm 的行进速度为宜

C. 上行与下行要重叠约 3 cm

D. 工作完毕后用清水冲净泡箱和地毯刷

3. 用（   ）的干毛巾擦净擦亮镜面、金属器件和水龙头。

A. 粗糙　　　　B. 红色　　　　C. 柔软　　　　D. 蓝色

4. 婴儿尿布属于（   ）。

A. 可回收垃圾　　B. 有害垃圾　　C. 厨余垃圾　　D. 其他垃圾

5. 下面不属于"高度接触"的表面是（   ）。

A. 镜子　　　　B. 水龙头　　　C. 电梯按钮　　D. 门把手

参考答案

一、判断题

1. ×　　2. √　　3. ×　　4. √

二、单项选择题

1. D　　2. C　　3. C　　4. D　　5. A

培训任务 3

社区保洁制度建设与劳动防护

学习单元 1

社区保洁制度建设

一、社区保洁管理的基本原则

1. 抓全民素质，促社会文明

保持环境清洁是社会文明的组成部分，它直接关系到人民群众的生命健康。每一个人都有责任和义务维护、维持环境的清洁。我国正积极开展生态文明、美丽中国、健康中国的建设，而环境的清洁就是一项基础工作。

国家在规划，政府在推动，街道、社区、企业等每一个社会基层组织，也必须重视并行动起来，加大宣传力度，引导全社会人员共同打造优良的社区环境，纠正一切不良卫生习惯，防止"脏、乱、差"的现象发生。让每一个居民和业主都积极参与，从自身抓起，从基础抓起，提高环保意识，踊跃投入社会主义精神文明建设中来。

2. 行为有准则，监管相结合

正确的宣传和引导是社区保洁管理的首要工作，但必须有相应的管理手段和方法辅助。国务院1992年发布的《城市市容和环境卫生管理条例》和建设部2007年发布的《城市生活垃圾管理办法》及各地方政府颁布的相关行政法规和管理实施细则是社区保洁管理的重要法律依据和行为准则。各基层组织可以根据这些法律法规结合专业化的社区或物业管理要求，制定符合实际情况的社区或物业保洁管理规定。多出台一些鼓励政策，开展一些公益活动，树立一些积极的正面形象，调动社区或物业的每一位居民和业主共同参与、互相监督、互相学习，构建和谐美好、共同进步的社区清洁文化大环境。同时，基层组织管理部门也必须严格按章办事，履行好自己的职责，组织大家团结一致向个别不良风气和行为作坚决的斗争，对一些影响社区环境卫生、有损社区文明建设的人和事进行严肃批评和耐心教育。

二、社区保洁制度建设要求

1. 方向明确，意义清晰

社区保洁制度，不是为了单一的保洁工作开展而制定，而是为了建设社会主义精神文明，建设美丽中国、健康中国而制定。保洁工作只是落实宏观方向、伟大事业的一个具体行动点，这个点虽然微小，但社会主义建设就是靠亿万个微小的点的精益求精而集腋成裘、聚沙成塔的。没有远大的目标，没有正向的精神引领，只看到眼前，只着眼局部的工作，是难以从个体串联成有机的整体，难以将工作长久和彻底落实的。

2. 标准清楚，要求严格

规则和制度是一切行动的基本准则和依据。它是一个指南，指引和教导人们如何去端正思想，如何去落实行动；它是一种尺度，对人们的思想动机、动作行为的过程和结果正确与否进行公正的衡量。所以，要开展工作首先必须树立一个正确的标准，每一项工作都必须围绕着达成这个标准而行动，例如，建筑物一楼大堂地面的保洁标准是无水印、无污渍、无垃圾、无灰尘、无蚊蝇等。不仅要为每一个环节制定一个标准，在如何达成这个标准的基础上，还要落实相应的监督机制，对执行工作的过程和结果进行监督。这个监督机制必须严格，不能有任何的偏袒和放松。如果过程和结果不能达到预期的目标或要求，必须进行相应的处理，处理机制应完善且行之有效。只有标准制定清楚了，监督机制严格了，处理机制完善了，一切行动才能产生应有的价值，才能实现预期的终极目标。

3. 流程科学，计划合理

对于每一个保洁作业岗位，都要制定一个科学的操作流程，要让员工一看就清楚明了，即便是新手到岗，只要按照这个流程去操作，也能够达到质量要求。同时，还要对岗位制订一个细致的、合理的、全面的工作计划，包括每天、每周、每月、每季度应该完成的具体工作，甚至包括一些作业每天操作循环的频次和具体操作时间等。例如，消防楼梯每天清扫一次，每周拖洗一次；大堂地面每天清晨拖洗一次，全天保

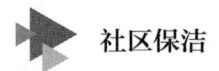 社区保洁

洁，每季度做一次石材晶面处理；楼层的垃圾每天上午9点前、下午4点前各清理一次等。

环境的清洁与否，是评判社区品味和人文素质的最直观体现。良好、整洁的社区环境能给人们带来心理上最直接的舒适感和美感，已成为社区文明的首要标准，它也是社区、物业管理能力和管理质量的重要标志和体现。当然，这些都需要常规性的社区保洁管理和社区保洁服务来实现。社区保洁的管理和服务是社会化和专业化分工的必然结果，是保证社区和谐美好、良性发展的重要组成部分，是社会精神文明建设、美丽中国、健康中国建设的基础组成部分。

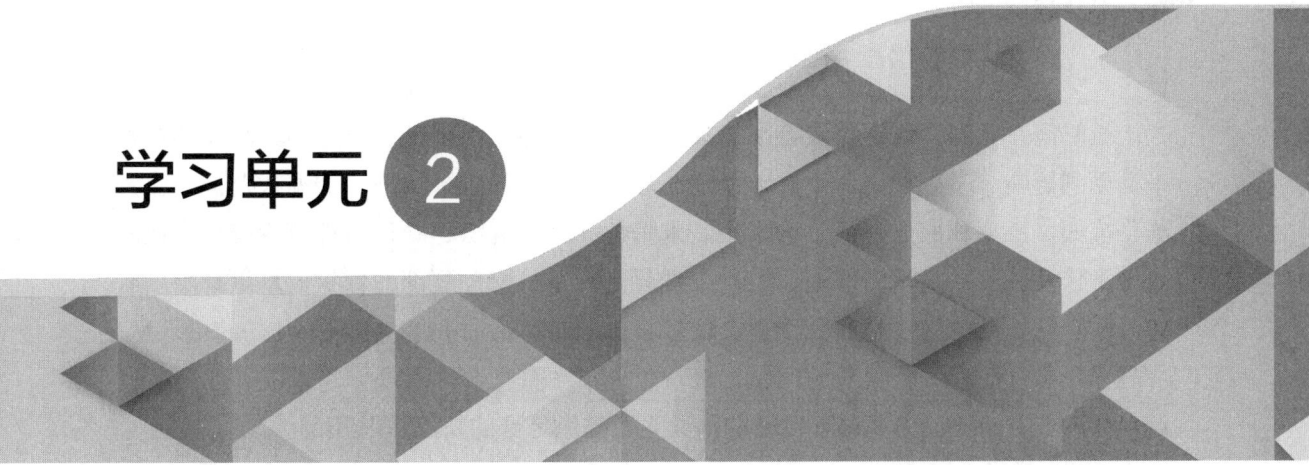

学习单元 2 劳动防护

一、安全防护知识

保洁员的工作环境是相对比较复杂多样的。在复杂的环境中工作，有很多潜在的安全隐患是难以预知和控制的，只有充分了解、不断总结、小心防范，才能将安全事故降到最低。那么，应该具备哪些方面的基本认识，如何做到有效的防护，才能最大限度地保障自身安全呢？

1. 气温对人体的影响

我国幅员辽阔，南北跨越几个温度带，温差比较大。高温气候和低温气候都会给保洁工作带来重大影响，甚至造成严重的身体伤害。

长时间在高温环境下作业对人体循环系统、消化系统、神经系统、内分泌系统、泌尿系统等均会产生影响。高温作业极易引发热射病、热痉挛、热衰竭等疾病。该类疾病前期症状表现为头昏、头痛、口渴、多汗、无力、心悸、注意力分散等。高温环境下作业，要合理安排工作时间，尽量将工作安排在清晨和黄昏，避开中午的高温时段；应采取短时多班的轮班作业方式，避免长时间高温作业；避免单独个人作业和身体素质较差的（特别是病后初愈的）员工在高温下作业；避免在高温、密闭的空间作业；为高温环境下作业的员工提供足够的防暑用品、清洁饮用水及淡盐水；室内高温环境应加强通风散热，尽量隔绝机器对作业人员的辐射热量。

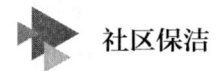

长时间在低温环境下作业容易造成人体疲劳、免疫力降低、自主神经功能和激素平衡受到影响、基础代谢率下降、血液循环变差等异常生理状态。低温作业极易引发冻伤冻僵、心率和血压降低、脑卒中、末梢性面神经麻痹、冷过敏性荨麻疹等。低温环境下作业，要穿足量防寒服，特别要加强头、手、脚、耳部的保护，尽量减少皮肤的外露；防止过度饮酒和疲劳作业；增加富含脂肪、蛋白和维生素 B1 食品的摄入量；合理安排劳动时间，避免长时间低温环境作业；尽量把身体素质差、低温作业不适者调离低温作业岗位；为低温环境下的作业人员提供足够的防冻护肤用品。

2. 常见的老年病危害

我国保洁行业的从业人员多由年龄偏大群体组成，老年病危害成为一种不可忽视的现象，并且成为保洁企业难以回避的问题。在难以找到有效解决办法的当下，加强岗位人员老年病防范也不失为一种缓解手段。

常见老年病有：高血压、冠心病、糖尿病、高尿酸血症、慢性支气管炎、脑血栓形成、脑梗死、老年性白内障、老年性骨质疏松症、高脂血症、颈椎病、前列腺增生等。

以上老年疾病，在日常工作中最常引发事故的就是高血压和老年性骨质疏松症。由于保洁工作需要频繁弯腰直立甚至蹲下起立，本就患高血压的人群如一时没有把握好动作的幅度和速度，就有可能因血压瞬间上升导致晕倒甚至更严重的后果。所以，平时一定要多调理，同时常备一些降压药物，在医生的指导下坚持用药和锻炼。在生活和工作中，一定要小心对待，动作幅度尽量不要太大，心态平和，时刻注意自己的身体状态。老年性骨质疏松症是老年人极为常见的病症，由于骨量丢失与降低、骨组织微结构破坏、骨脆性增加，患者容易骨折，也可以简单理解为是机体老化、钙质流失的表现。随着年龄的逐渐增长，很多早期的骨质疏松症患者都没有特别明显的症状，很多患者都是在发生骨折之后才发现自己有骨质疏松症的。在保洁工作现场，轻微滑倒、跌跤等就引发骨折的现象频发，这大多是潜在骨质疏松症导致的。所以要重视这种疾病，提前进行检查和预防，可以在医生的指导下服药治疗，还可在医生的指导下通过运动疗法比如慢跑、游泳、体重、跳绳、太极拳等治疗，还可通过脉冲电磁场、体外冲击波等物理因子治疗。患者平时要养成健康的生活方式，适当晒太阳、进行规律运动更有助于骨骼健康。

3. 毒性伤害

由于保洁工作经常会用到一些化学物品，在保洁工作现场就经常会出现被化学物品伤害到皮肤、眼睛、消化道、呼吸道的情况。另外，由于保洁工作的特性，保洁员经常会与垃圾（垃圾堆和垃圾桶）、草丛、树丛等打交道，难免会遭遇毒蛇、毒虫等有毒动物，这也会给保洁员带来意外伤害（见图3-1）。在处理垃圾或在草坪、树丛作业时，在做好相应防护措施的前提下，最好在操作之前先用棍子、夹子等工具进行试探或翻动，严禁徒手、赤脚操作，避免受到毒蛇、毒虫等的咬伤。

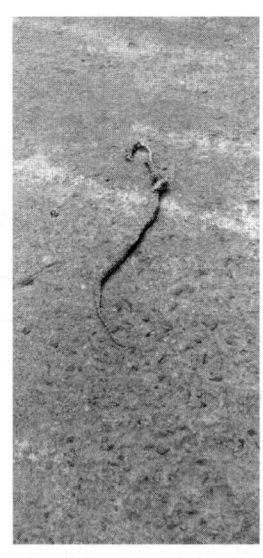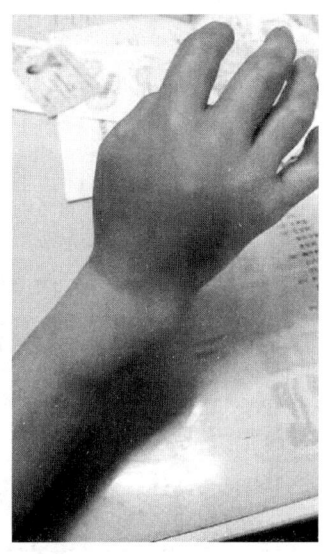

图 3-1　毒蛇咬伤

二、女职工的劳动保障

女性在生理上与男性存在差别，长期从事重体力劳动会对机体产生不良影响，容易引起生殖器官位移、月经失调、孕妇流产和早产以及胚胎死亡等。特别是一些化学物品、强噪声、辐射等对女性尤其是处于经期和孕期的女性伤害很大。为此，国家出台了《中华人民共和国妇女权益保障法》和《女职工劳动保护特别规定》，其目的就是为了保障妇女的基本权益和减少、解决女职工在劳动中因生理特点造成的特殊困难，从而保护女职工身体健康。

职业性危害因素造成女职工月经紊乱，主要是影响女性的神经内分泌调节系统，使下丘脑－垂体－卵巢功能失调，从而影响子宫血液循环或使子宫位置改变。职业性危害因素对女性生育功能的影响，主要包括对性腺、胚胎、胎盘及胎儿等几个方面。女性有月经期、妊娠期、分娩期、哺乳期、更年期这"五期"过程，其间的劳动卫生问题必须高度重视。工作中，应尽可能改善劳动条件，寻求重体力劳动的替代方式，完善防毒、防尘、防噪、防辐射措施，加强对女职工的健康保护和"五期"保护，严禁安排女性从事女职工禁忌工种以及女职工经期、孕期、哺乳期禁忌工种。

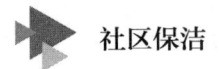
社区保洁

三、常见职业伤病的预防和处置

由于社区保洁工作环境复杂多样,现阶段从业人员年龄偏大且普遍文化层次相对较低,从业人员对潜在的危险认识不足甚至存在侥幸心理等因素,保洁作业过程中的劳动伤害屡屡发生。从业人员必须清晰认识到"安全生产"才是发展的基础保障,必须全面、扎实地落实安全生产管理,抓好各环节的操作实施细节,从源头、从细节进行隐患梳理和安全防控,方能防微杜渐,防患于未然。

1. 常见的职业伤病

保洁工作中常见的职业伤病较多,常见类别、引发原因及预防措施见表3-1。

表3-1　　　　　　　　　　　保洁工作常见的职业伤病

序号	伤病类别	引发原因	预防措施
1	交通安全伤害	步行、骑行、驾车、清洗洒扫、垃圾运输过程中导致的碰撞、碾压等	加强制度管理,坚持长期培训
2	作业摔倒伤害	路面清洗、高位作业、步梯清扫、晶面作业过程中发生的滑倒、跌跤、绊倒、摔倒等	狠抓管理细节,明确工作流程
3	化学物品伤害	长期接触、浸入伤口、误入眼睛、吸入呼吸道、误食误饮、错误操作、未加防护等造成的灼伤、烧伤、中毒甚至爆炸等	强化专人管理,进出台账明晰
4	身体疾病伤害	高血压、高脂血症、冠心病、脑血栓形成、脑梗死、骨质疏松症等潜在的身体疾患,在生活、工作中突然发作或由外因诱发等	定期做健康筛查,加强人文关怀

(1)交通安全伤害。交通安全伤害可能发生在道路清洗洒扫、垃圾运输、车行道保洁、跨马路保洁等作业过程中,以及保洁员上下班步行、骑行、乘坐公共交通(期间伴随步行)等过程中。交通事故一旦发生,后果往往比较严重,甚至危及生命。所以,对于这类伤害事故,要反复培训、强化管理,做好各种防范对策。

(2)作业摔倒伤害。保洁工作常见的路面清洗、高位作业、步梯清扫、晶面作业等,极易造成人员的滑跌和摔倒。由于目前国内的保洁从业人员年龄偏大,很多员工一旦摔倒就会造成骨折。其中,高位作业发生事故时,不论年龄大小都可能造成严重伤害,甚至付出生命的代价。这类事故的发生往往与人们的疏忽大意、心存侥幸、疲于防范等有着直接关系。许多人自认为一点小的疏忽没什么大不了,自认为活了几十年见识的东西太多,自认为大半辈子都平安过来了,甚至觉得天天小心防范、提心吊胆很苦很累等,丝毫没有意识到自己的身体素质已经不如年轻时候,只有在发生事故、面对病痛折磨的时候才去后悔，但此时已经无济于事了。

（3）化学物品伤害。保洁工作会用到很多化学物品，如清洁剂、除油剂、除锈剂、起蜡水、抛光粉、消毒剂、杀虫水等。这些化学物品一旦使用不当，轻则使人的皮肤受到伤害，出现干燥、起皱、灼伤、皴裂等，重则造成角膜或眼球灼伤甚至失明，或灼伤呼吸道或消化道造成中毒甚至死亡。由于目前国内的保洁从业人员文化层次相对偏低，对化学物品的危害认知以及防范常识也相对缺乏，更增加了化学物品伤害的风险。

（4）身体疾病伤害。由于我国的保洁从业人员年龄偏大，老年病危害成为一种普遍现象，再加之人们对自身的健康状况认识不足，甚至知道自身存在某些潜在的疾患也不愿意就医治疗或服用药物，在生活上、工作中仍然不管不顾、我行我素，致使身体状况越来越差，疾病越来越严重。身体机能衰退会导致行动迟缓、反应迟钝、听力和视力下降等，更容易造成移动过程中的滑跌、绊倒、摔倒，一旦滑跌、绊倒、摔倒，极易诱发老年病发作或直接对身体造成严重的伤害。

2. 职业伤病的预防措施

（1）加强制度管理，坚持长期培训。对于员工上下班交通安全、道路保洁、作业车辆驾驶等制定明确的规程，严格要求所有员工，有任何违规现象必须严惩不贷，以此强化员工的认识，培养员工的意识，减少事故发生和人员伤害。同时，应加强员工培训，整理一些事故案例和图片，让员工直面事故的后果和惨状，引起他们的心灵震撼和共鸣。加强管理和培训没有终点，要不厌其烦，日积月累，才能在员工的大脑中形成条件反射，切忌一曝十寒。

（2）狠抓管理细节，明确工作流程。不同工作环境存在着不同的安全隐患，不同工作内容有着不同的工作开展流程。员工上岗前，要对其所处的工作环境进行认真讲解，让其对环境情况非常熟悉，尤其要让员工对工作环境和工作过程中存在的安全隐患和可能发生的安全事故了如指掌，通过反复指导、培训，让其形成潜在意识，深深地刻进脑海。另外，还要让员工明确工作流程以及流程中的每一个步骤的注意事项和潜在风险，这样才能最大限度地降低人身伤害事故的发生。

（3）强化专人管理，进出台账明晰。在日常保洁工作中经常会使用到各种化学物品，其中大部分属于无害或轻微有害的，但也有一些具有很大的危险性。化学物品必须单独密封，明确标识，存放在阴凉、干燥、通风良好且上锁的地方，由专人负责保管。对于一些需要勾兑使用的固体化学物品，必须由经过严格培训的人员进行操作，严禁任何人随意触碰和拿取。物品进出时，领用人、使用目的等台账都必须清晰全面。物品发放人必须对领用人告知相关的防护措施和注意事项。使用时既要防止对人的伤

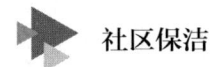

害，又要防止对物（动物、植物、瓷砖、不锈钢、水体等）的伤害。另外，还要加强员工培训，让每一个员工对于所使用的化学物品都有清晰的认识。

（4）定期做健康筛查，加强人文关怀。要加强对岗位人员的健康管理，形成定期体检机制，还可以对部分人员建立个人健康管理卡。对个别身体有基础疾病的员工，应调整工作岗位和工作时间，并注意员工的身体状态和精神状态，一旦发现异样，立即进行相关干预。

3. 现场急救

安全事故，防不胜防。做好一切预防工作，只能相对降低安全事故的发生率，无法彻底消灭安全事故。在尽量做好安全事故预防措施的同时，员工还要学习一些现场急救知识，做好现场急救准备，做到疏堵有度、防消结合，才能最大程度地降低安全损失和挽救伤病。

（1）一氧化碳中毒。进入冬季，室内烧煤炭取暖以及使用天然气热水器一定要勤通风，防止一氧化碳中毒。如果出现中毒情况，应立即打开门窗通风，将中毒者移到空气流通的地方，松开中毒者的衣领、裤带。如果中毒者已经没有心跳和呼吸，应立即进行人工呼吸和胸外按压。进行现场急救的同时必须拨打急救电话。

（2）骨折。第一时间马上制动，一旦出现骨折后一定不要继续活动，因为骨折端可能产生二次损伤和引起周围血管、神经、肌肉、肌腱的损伤。如果出现骨折情况，可用固定夹板对骨折上下两关节捆扎固定住，注意不要捆绑骨折处，通过这样的方式保持骨折端的稳定，防止二次损伤，减轻疼痛。最后经过处理后应即时送医院进行治疗。

（3）异物卡噎。当异物卡噎、发生呛咳时，患者取立位，施救者站在患者身后，一手紧握拳头，将拇指关节放在患者上腹部，剑突和肚脐之中稍偏上，另一只手握住该拳头，用力向内、向上猛烈冲击 6~8 次，每次动作要干脆、利落。如果还不能解决，必须立刻就医。

（4）误服农药或化学药剂。误服农药或化学药剂时，立即用盐水或生姜水催吐，然后送到医院进行解毒治疗，并带上盛装农药或化学药剂的瓶子，以备医生查询、鉴别。

（5）烫伤。一旦发现烫伤，立即用冷水冲洗或冷敷烫伤部位，持续 15 min 左右可缓解疼痛，减轻烫伤程度。不能擅自在伤口处涂药或植物油等。如果烫伤处有水泡，不要挑破，要用干净纱布覆盖，然后去医院处理。

（6）痉挛抽搐。一旦发现有人突然倒地并伴随痉挛抽搐，立即用软布包住筷子或者木头，放在患者上下齿之间，避免患者咬破舌头。经过处理后应及时送医院治疗。

（7）伤口流血不止。遇到人员受伤且伤口流血不止，应立即用软布或纱布按住受伤者流血的部位，堵住其动脉血管，快速止血，过一段时间后短时间放开，以免受伤的部位因长时间没有血液供应而出现坏死。如果是四肢出血，可以将受伤的肢体抬高，这样可以减慢出血的速度。经过处理后应立即就医。如果出现骨折情况，发现前臂或小腿出血时，可在肘窝或腘窝内放纱布、棉花、毛巾，屈曲关节用绷带将肢体紧紧缚于屈曲的位置。上臂出血，应在上臂上 1/3 用止血带加压止血。前臂或手外伤出血，应在上臂下 1/3 处加压止血。下肢出血，应在股骨中下 1/3 交界处加压止血。一般止血时间以小于 1 h 为宜。经过处理后应及时送医院进行治疗。

（8）心脏病突然发作。遇到患者心脏病突然发作，应立即让患者保持坐或平躺的姿势，并拨打急救电话。在救护车到来之前，要解开患者身上紧身衣物的纽扣，不要随便移动患者，也不要让患者接触任何刺激性的食物。如果患者随身备有急救药物，可以按照说明帮助其服药。

（9）触电。当发现有人触电，应立即切断电源。如果短时间找不到电闸，可用绝缘物挑开与触电者接触的电源，然后查看触电者的情况，如果已无心跳，应及时做人工呼吸和胸外按压，并及时拨打急救电话。

（10）溺水。应让溺水者平躺在实体平面上，头部后仰，抬起下巴，清除其嘴里的异物，保持呼吸道通畅。将手掌的掌跟放在胸部正中两个乳头连线的中点，十指紧扣，双手重叠，肘部保持伸直，利用上半身的重量垂直向下压，按压速度每分钟大于 100 次，按压的深度要大于 5 cm。每按压 30 次后要进行 2 次口对口或口对鼻的人工呼吸，5 s 内完成人工呼吸，以胸廓抬起为有效。

（11）毒物咬伤。如发现有人被毒物（如毒蛇、蜈蚣等）咬伤，应立即安抚受伤者，令其尽可能消除恐惧心理并保持安静。应停止伤肢的活动，将伤肢置于最低位置，及时（争取在 3 min 内）用橡皮带或草绳、布条等在伤口上方（近心端）约 10 cm 或距离伤口上一个关节的相应部位进行结扎。结扎的程度要求能阻断淋巴、静脉血的回流，又不妨碍动脉血的供应。结扎后可用自来水、河水、井水、肥皂水，有条件时可用 1∶5 000 高锰酸钾溶液或过氧化氢水溶液冲洗伤口周围的皮肤（无水可用尿液），目的是将黏附在伤口周围的毒液破坏及冲洗掉，从而减轻中毒。结扎带每 30 min 松解 1 次，每次松 2~3 min，以免影响血液循环造成组织坏死。在进行处理后应立即就医。

（12）中暑。如发现有人中暑，应首先将其移至清凉处，让患者躺下或者坐下并抬高下肢，促进血液回流，同时给患者饮用电解质饮料，随后应进行降温，用温的湿毛巾敷患者的前额和躯干，或者用大的湿毛巾、湿床单将患者裹起来，用电风扇吹以促进水分的蒸发，为患者降温。注意不要用酒精擦拭患者的身体，以免发生过敏反应。如果是神志不清的重度中暑患者，应转送至医院进行急救治疗。

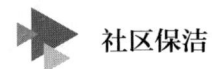
社区保洁

练习题

一、判断题（将判断结果填入括号中。正确的填"√"，错误的填"×"）

1. 发生一氧化碳中毒，应立即打开门窗通风，将中毒者移到空气流通的地方。
（　　）

2. 中暑前期症状表现为头昏、头痛、口渴、多汗、无力、心悸等。（　　）

3. 保持环境清洁是社会文明的组成部分，它直接关系到人民群众的生命健康。
（　　）

二、单项选择题（选择一个正确的答案，将相应的字母填入题内的括号中）

1. 一些化学物品、（　　）、辐射等对女性尤其是经期女性和孕期女性伤害最大。

   A. 强光　　　　　　　　　　B. 强噪声

   C. 强风　　　　　　　　　　D. 强磁

2. 环境的清洁与否，是评判社区品味和（　　）的最直观体现。

   A. 文化层次　　　　　　　　B. 文明程度

   C. 文化修养　　　　　　　　D. 人文素质

3. 抢救溺水者，胸外按压速度每分钟大于（　　）次，按压的深度要大于5 cm。

   A. 60　　　　　　　　　　　B. 100

   C. 150　　　　　　　　　　　D. 180

4. 对被毒物咬伤者，应用橡皮带或草绳、布条等在伤口上方（近心端）约（　　）cm处或距离咬伤口上一个关节的相应部位进行结扎。

   A. 1　　　　　　　　　　　　B. 5

   C. 10　　　　　　　　　　　D. 15

参考答案

一、判断题

1. √　　2. √　　3. √

二、单项选择题

1. B　　2. D　　3. B　　4. C

附录1 社区保洁专项职业能力考核规范

一、定义

社区保洁是指通过运用保洁类相关药剂、设备、工具，掌握单项技能流程，对小区环境进行清洁、维护等工作。

二、适用对象

运用或准备运用社区保洁能力求职、就业的人员。

三、能力标准与鉴定内容

能力名称：社区保洁　　　　　　　　　　职业领域：保洁员

工作任务	操作规范	相关知识	考核比重
（一）社区保洁基础	1. 能熟练使用各种保洁工具 2. 能使用和维护常见保洁机械设备 3. 能区分各种清洁剂的酸碱性并按要求使用	1. 社区保洁的定义、特点和作用 2. 社区保洁的发展概况 3. 从业人员的职业道德、岗位职责、服务礼仪 4. 保洁机械设备的使用与维护 5. 常用清洁剂的分类、功能与使用要求 6. 保洁工具的功能、使用与维护	15%
（二）社区公共环境保洁	1. 能按要求进行道路清扫作业 2. 能对物体硬、软表面进行清洁	1. 环境保洁原则、分类与要求 2. 道路清扫作业要求 3. 物体表面分类 4. 物体硬、软表面清洁方法	45%
（三）公共卫生间保洁	1. 能区分污渍的类型 2. 能安全使用化学品清洁剂 3. 能对地面、玻璃、不锈钢、木质表面进行清洁 4. 能稀释药剂 5. 能对公共卫生间进行清洁与消毒	1. 污渍类型和产生原因 2. 颜色识别清洁系统 3. 常用清洁方法 4. 消毒原则与消毒管理 5. 公共卫生间的清洁流程与注意事项	25%

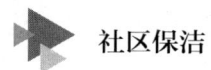

续表

工作任务	操作规范	相关知识	考核比重
（四）垃圾分类与处理	1. 能熟练进行垃圾分类 2. 能进行垃圾处理操作	1. 常见垃圾种类与生活垃圾分类 2. 垃圾处理方式 3. 常见垃圾处理设备	15%

四、鉴定要求

（一）申报条件

达到法定劳动年龄，具有相应技能的劳动者均可申报。

（二）考评员构成

考评员应具备一定保洁专业知识和操作经验，每个考评组中不少于3名考评员。

（三）鉴定方式与鉴定时间

技能操作考核采取实际操作考核。技能操作考核时间不少于60 min。

（四）鉴定场地与设备要求

考场面积不小于50 m^2，保洁设施、设备和工具齐全。室内采光良好，通风、供排水良好，整洁无干扰。卫生、安全符合国家相关规定标准。

附录 2 社区保洁专项职业能力培训课程规范

培训任务	学习单元	培训重点和难点	参考学时
（一）社区保洁基础	1. 社区保洁概述	重点：熟记并灵活运用礼貌用语，随时保持整洁的仪容仪表 难点：在日常工作中坚持端正服务态度，注重服务礼仪	16
	2. 社区保洁常用设备工具	重点：清洁剂的分类与功能，常用保洁工具的用途 难点：清洁剂的使用要求，常用保洁设备的使用与维护	
（二）社区保洁工作内容	1. 社区公共环境保洁概述	重点：环境保洁的原则与分类 难点：环境保洁的要求	40
	2. 道路清扫	重点：道路清扫作业要求	
	3. 公共设施物体表面清洁	重点：物体表面的分类 难点：硬、软表面清洁方法	
	4. 公共卫生间保洁	重点：化学品清洁剂、消毒剂的安全使用与管理，常用清洁方法 难点：公共卫生间的清洁	
	5. 垃圾分类与处理	重点：常见垃圾处理设备，垃圾分类与处理操作 难点：垃圾分类，垃圾处理方式	
	6. 预防感染清洁	重点：预防感染清洁建议 难点：清洁和消毒操作流程	
（三）社区保洁制度建设与劳动防护	1. 社区保洁制度建设	重点：社区保洁管理的基本原则 难点：社区保洁制度建设要求	8
	2. 劳动防护	重点：安全防护知识，常见职业伤病的预防 难点：现场急救	
总学时			64

注：参考学时是培训机构开展的理论教学及实操教学的建议学时数，包括岗位实习、现场观摩、自学自练等环节的学时数。